TÍTULO DE LA OBRA:
NECESIDAD DE MOVIMIENTO

LIBRO NÚMERO 4
SERIE: NOTAS SOBRE LAS 14 NECESIDADES DE
VIRGINIA HENDERSON

AUTORÍA:
SANDRA OLIVERA DOMÍNGUEZ
CRISTINA ABAD RAMOS

EDITOR: *Diego Molina Ruiz*

Necesidad
de
Movimiento

Coordinadora Editorial: *Alba Flores Reyes*

Editor: *Diego Molina Ruiz*

Copyright © 2018 Diego Molina Ruiz (Editor)

Edita: sapientiaEd diegomolinaruiz@gmail.com

Coordinadora Editorial: Alba Flores Reyes

Diseño de portada: Diego Molina Ruiz

Imagen de portada: María López Zapata

Título de la obra: Necesidad de Movimiento

Libro número 4

Serie: Notas sobre las 14 Necesidades de Virginia Henderson

Primera edición: 15/06/2018

Nº de páginas: 194

Autora: Sandra Olivera Domínguez

Autora: Cristina Abad Ramos

ISBN-10: 1721299025
ISBN-13: 978-1721299027

Edición impresa en papel y ebook disponible en:
www.amazon.com y www.amazon.es

PRESENTACIÓN

El arte de cuidar remota desde tiempos inmemorables, con una constante evolución de la evidencia científica, nuevos descubrimientos, técnicas así como mejoras en los procedimientos actuales.

Estamos en un momento en el que la calidad de la salud es más que la propia vida, y el equilibrio entre la mente y cuerpo es aquel que hace que una persona alcance su máximo esplendor y satisfacción en la vida. La Independencia es sinónimo de salud.

El lector puede comprobar gratamente el más actual abordaje hasta el momento de manera concisa y completa de los procedimientos en cada una de las 14 necesidades de Virginia Henderson: respiración, alimentación, eliminación, movimiento, sueño y descanso, arreglo personal, temperatura, higiene, seguridad, comunicación, creencias, crecimiento personal, entretenimiento y aprendizaje. De esta manera ayuda tanto a los estudiantes como a los profesionales a subsanar los errores que podamos estar cometiendo actualmente o a completar carencias actuales que presentemos en nuestros cuidados basados siempre en la mejor evidencia disponible.

La referencia a los cuidados está presente en todo el recorrido de la colección. Hoy en día no sería posible el abordaje del cuidado del paciente como ser biopsicosocial sin reconocer el aporte cada miembro del equipo sanitario. Por ello esta colección aporta el enriquecimiento multidisciplinar y cooperación de las diferentes categorías profesionales sanitarias. En este aspecto, en la colección se contempla una amplia visión de las actuaciones centradas en el paciente y no tanto hacia la técnica.

Nuestra profesión avanza a pasos agigantados y nosotros, como no puede ser de otra manera, con ella.

En palabras de la propia Virginia Henderson "La enfermera es temporalmente la conciencia del inconsciente, el amor de vida para el suicida, la pierna del amputado, los ojos del recientemente ciego, el medio de locomoción para el infante, y una voz para aquéllos demasiado débiles para hablar".

Alba Flores Reyes
Coordinadora Editorial

EDITOR: *Diego Molina Ruiz*

DEDICATORIA

El presente libro en particular y la colección "Notas sobre las 14 Necesidades de Virginia Henderson" a la que pertenece, en general, van dedicados a todas las personas interesadas en alguna de las necesidades que aquí se tratan. Y en particular a las personas que cuidan, sean familiares, profesionales o amigos. Y también a todas las personas interesadas en conocer o practicar todo el saber que su lectura ofrece.

¡Salud y Ánimo!

Diego Molina Ruiz

EDITOR

CONTENIDO

AGRADECIMIENTOS

A todo el elenco de autores que han hecho posible la elaboración del presente libro y en su conjunto toda la colección que forman la serie denominada "Notas sobre las 14 Necesidades de Virginia Henderson". A su coordinadora editorial y a un equipo de profesionales que destacan por su incansable interés por indagar en éstas necesidades y la innovación basada en la evidencia. El conocimiento apoyado por la investigación y la experimentación de prácticas clínicas que conforman la experiencia del trabajo diario. Con la observación y recogida de las anotaciones necesarias para ser plasmadas y compartidas a través los textos incluidos en ésta obra.

1 INTRODUCCIÓN

Virginia Henderson en su larga trayectoria diseñó su modelo de enfermería basado en las necesidades humanas y el papel que juega la enfermera en el proceso de satisfacción del mismo, ya sea ayudando al individuo sano o enfermo.

Con esta ayuda por parte de la enfermera, se puede contribuir al mantenimiento de la salud, a la recuperación de esta o a tener una muerte digna, con las actividades que el individuo podría realizar por sí mismo, si no fuese por falta de fuerza, voluntad o conocimientos. Esta ayuda o suplencia se realizaría hasta que sea capaz de realizarlas por él mismo y alcance la independencia.

Las necesidades que enunció Virginia Henderson son 14 y son:

Respirar normalmente, comer y beber de forma adecuada, eliminar residuos corporales, movimiento y mantener una postura adecuada, dormir y descansar, elegir las prendas de vestir adecuadas y desvestirse, mantener la temperatura corporal, mantener la higiene corporal, evitar riesgos del entorno, comunicarse con los demás, realizar prácticas religiosas según la fe de cada uno, trabajar para sentirse realizado, participar en las actividades recreativas y aprender, descubrir o satisfacer la curiosidad.

Durante este libro, se clarificará el proceso de valoración de la necesidad de movimiento, así como realizar un recuerdo de la anatomía y fisiología de los sistemas corporales. También se expondrán las etiquetas diagnósticas más comunes que se ven afectadas cuando se ve afectada esta necesidad.

Como parte importante del cuidado enfermero, también se explican los diferentes procedimientos que están relacionados con esta necesidad, es decir, como realizar la movilización de los pacientes, cuales son las diferentes posturas que se pueden adoptar y sus indicaciones, así como los diferentes dispositivos, que sirven para ayudar a las personas con dificultad en la movilidad.

Como problema esencialmente enfermero, se hará un gran repaso sobre las úlceras por presión, los mecanismos causales, los estadios y tratamiento que se le da a cada uno de ellos.

También se hará un repaso a la motivación relacionada con la necesidad de movimiento, así como aquellos cuidados enfermeros que se deben proporcionar a los pacientes encamados, a aquellos con movilidad reducida y a los de diversidad funcional.

Por último, se hará hincapié en el elemento esencial del cuidado de los pacientes, como la familia, ya que el cuidado de personas con la movilidad disminuida puede provocar cansancio y estrés en la persona que se encarga.

Con todo esto, lo que se pretende es refrescar conocimientos sobre esta necesidad, y aportar información sobre los procedimientos y cuidados más recientes.

2 CONCEPTOS

Para comenzar con la necesidad de movimiento, realizaremos un recordatorio de aquellos puntos claves más importantes de la anatomía y fisiología del aparato locomotor, es decir, del sistema esquelético y muscular, y también recordaremos las articulaciones.

En el segundo punto, se expondrán los elementos necesarios para realizar una adecuada valoración de la necesidad de movimiento, así se expondrán cuales son aquellos datos más relevantes que deberemos valorar, los test e índices que nos ayudarán a objetivar los datos que obtenemos mediante esta valoración, así como los factores que influyen directa o indirectamente en esta necesidad.

2.1. APARATO LOCOMOTOR.
RECUERDO ANATOMOFISIOLÓGICO.

El aparato locomotor es el responsable del movimiento del cuerpo humano, está formado por el sistema osteoarticular (huesos, articulaciones y tendones) y el sistema muscular (músculos y ligamentos). La combinación de estos elementos es la que hace posible el movimiento y también es la responsable del sostén del cuerpo.

Comenzaremos así, haciendo un breve repaso de cada uno de estos elementos.

2.1.1. Sistema Esquelético.

Funciones:

El sistema esquelético desempeña seis importantes funciones en el organismo, estas son:

- Sostén: El esqueleto da sostén a los tejidos blandos y proporciona los puntos de inserción para los tendones.

3

- Protección: Da protección a los órganos internos más importantes (cerebro, médula espinal, corazón y pulmones).
- Asistencia en el movimiento: Cuando los músculos esqueléticos insertados en los huesos traccionan de los mismos mediante la contracción, se produce el movimiento.
- Homeostasis mineral (almacenamiento y liberación): El tejido óseo tiene almacenado varios minerales, entre ellos, calcio y fósforo. Según las necesidades, el hueso va liberando estos minerales a la circulación, contribuyendo a la homeostasis del organismo.
- Producción de células sanguíneas: Dentro de algunos huesos, se encuentra un tejido conectivo, la medula ósea roja encargada de fabricar células sanguíneas. Está en los huesos fetales en desarrollo, y en el adulto, en la pelvis, costillas, esternón, vértebras, cráneo y los extremos proximales del húmero y el fémur.
- Almacenamiento de triglicéridos: Este almacenamiento se produce en la médula ósea amarilla, que constituida principalmente por adipocitos, constituye una fuente de energía química[1].

Estructura del hueso.

Para conocer la estructura macroscópica de los huesos, utilizaremos como modelo el hueso largo, aquí se distinguen las siguientes partes:

- Diáfisis: Es la parte principal del hueso, su "cuerpo".
- Epífisis: Son los extremos del hueso.
- Metáfisis: Son las zonas del hueso maduro, en las que la diáfisis se une a las epífisis. Cuando el hueso está en crecimiento, cada una de las metáfisis tiene la placa epifisaria o de crecimiento, que es una capa de cartílago hialino que permite al hueso poder crecer longitudinalmente. Cuando el hueso deja de crecer, este cartílago se convierte en hueso, y pasa a llamarse línea epifisaria.
- Cartílagos articulares: Es una fina capa de cartílago hialino que recubre las epífisis, protegiendo así la zona de articulación. Su función es la de reducir la fricción y absorber los impactos de los articulaciones móviles.
- Periostio: Es una vaina de tejido conectivo denso que, junto con los vasos sanguíneos, recubre el hueso en las zonas donde no está el cartílago articular. El periostio protege el hueso, participa en la consolidación de las fracturas, en la nutrición y sirve como punto de inserción de ligamentos y tendones.
- Cavidad medular: Es un espacio cilíndrico hueco dentro de la diáfisis, que en los adultos contiene medula ósea amarilla y numerosos vasos sanguíneos.
- Endostio: Es una capa membranosa fina que recubre la cavidad

medular. Contiene una capa de células formadoras de hueso y escaso tejido conectivo[1].

Histología del hueso.

Una vez conocida la estructura macroscópica, haremos un breve recuerdo a la estructura microscópica.

El tejido óseo tiene una gran cantidad de matriz extracelular que rodea a las células óseas. Esta matriz está compuesta por agua, fibras colágenas y sales minerales cristalizadas[1].

Las células del tejido óseo pueden ser de cuatro tipos:

- Células osteogénicas: Son las únicas células que experimentan división celular, transformándose en osteoblastos. Se encuentran en el endostio, en el interior del periostio y en los conductos intraóseos que contienen los vasos sanguíneos.

- Osteoblastos: Son aquellas células formadoras de hueso, que sintetizando y secretando fibras colágenas y otros componentes orgánico, van creando matriz osteoide. Cuando estos se encuentran rodeados de matriz, se convierten en osteocitos.

- Osteocitos: Estas células maduras son las principales, y mantienen su metabolismo a través del intercambio de nutrientes y productos metabólicos con la sangre. Estas células tampoco experimentan división celular.

- Osteoclastos: Son células gigantes que se agrupan en el endostio. En la zona proximal a la superficie ósea, secreta unas enzimas y ácidos que digieren los componentes minerales y proteicos de la matriz osteoide. Este proceso se denomina resorción, y es parte de la formación, mantenimiento y la reparación normales del hueso[1].

Tipos de huesos.

Además del hueso largo que hemos conocido para explicar la estructura macroscópica, en el organismo existen hasta cuatro tipos de huesos diferentes *(ver Anexo 1)*[2]:

- Huesos largos: Son más largos que anchos, en ellos se distinguen la diáfisis y un número variable de epífisis. Para ser más resistentes, están ligeramente curvados, pues así puede absorber mejor la tensión del peso del cuerpo. El tamaño es variable, puede ser muy largo, como el fémur, o más pequeño como las falanges.

- Huesos cortos: Suelen tener forma cúbica, por lo que son igual de largos que de anchos. Un ejemplo son los huesos del carpo (muñeca) y del tarso (tobillo).

- Huesos planos: Son huesos delgados que cumplen la función de protección y ofrecen una gran superficie de inserción para los músculos. Destacan los del cráneo, esternón y costillas.

- Huesos irregulares: Aquí se encuentran agrupados los huesos que no coinciden con las características de los huesos anteriores. Aquí encontramos las vértebras.
- Huesos sesamoideos: Estos huesos se forman dentro de aquellos tendones que tienen una fricción y tensión mecánica considerable. Este tipo de huesos es variable en cada persona, no siempre están completamente osificados y su diámetro es de apenas unos milímetros, exceptuando la rótula. La función de estos huesos es la de proteger el tendón del desgaste, de los desgarros y de la tensión de los movimientos[1].

Las articulaciones.

Como los huesos son demasiado rígidos, lar articulaciones son unas de las responsables de dotar al cuerpo humano del movimiento. Una articulación es el punto de unión de un hueso con otro, o de un hueso y cartílago.

Las articulaciones pueden clasificarse basándose en su estructura o según su función (grado de movimiento que permiten).

Según el grado de movimiento que permiten, se clasifican de la siguiente manera:

- Sinartrosis: Es una articulación inmóvil.
- Anfiartrosis: La articulación tiene un movimiento limitado.
- Diartrosis: Este tipo de articulación tiene mucho movimiento. Todas estas articulaciones son sinoviales, tienen una gran variedad de formas y permiten muchos movimientos diferentes.

Según su estructura, utilizamos los criterios de: existencia o no de espacio entre los huesos (cavidad sinovial), y el tipo de tejido conectivo que une los huesos. Así podemos distinguir:

- Articulaciones fibrosas: En este tipo de articulación no existe cavidad sinovial y los huesos están unidos por tejido conectivo denso irregular (rico en fibras colágenas). Existen tres tipos *(ver Anexo 2 para ver las articulaciones fibrosas)[3]*:
    - Suturas: Compuestas por una delgada capa del tejido conectivo denso irregular, y que solo las encontramos en los huesos del cráneo.
    - Sindesmosis: En esta articulación hay una mayor distancia entre los huesos y mayor cantidad de tejido conectivo denso irregular en forma de ligamento, que permite un movimiento limitado, como en la unión de la tibia con el peroné.
    - Membranas interóseas: Es una lámina de tejido conectivo denso irregular que une huesos largos adyacentes, un ejemplo es la unión del cúbito y el radio.

- Articulaciones cartilaginosas: En estas articulaciones, no hay cavidad sinovial y los huesos se unen mediante cartílago hialino o fibrocartílago. El movimiento que permiten es escaso o ninguno. Distinguimos *(ver Anexo 3 para ver las articulaciones cartilaginosas)*[4]:
  - Sincondrosis: La articulación se encuentra unida por el cartílago hialino y es inmóvil. Un ejemplo es la placa epifisaria en época de crecimiento.
  - Sínfisis: Los huesos están unidos por cartílago hialino y un disco ancho y plano de fibrocartílago. El movimiento es muy limitado (anfiartrosis). Este tipo de articulación lo encontramos por ejemplo en la cadera (sínfisis del pubis).

- Articulaciones sinoviales: Estas articulaciones tienen la cavidad sinovial, que las dota de mucha movilidad (diartrosis) y están unidas por una cápsula articular compuesta de tejido conectivo denso irregular así como de los ligamentos accesorios. Los huesos están recubiertos por una capa de cartílago hialino (cartílago articular) que reduce el rozamiento entre los huesos y ayuda a amortiguar los golpes.

Los tipos de articulaciones sinoviales son *(ver Anexo 4)*[4]:
  - Artrodia: Es una articulación plana, en la que las superficies articulares son rectas o algo curvas. Permiten movimientos de deslizamiento hacia adelante y hacia atrás y hacia los lados, aunque también pueden rotar entre sí. Un ejemplo de artrodia son las articulaciones de los huesos del carpo, muñeca; o las vertebro-costales.
  - Gínglimo: También llamada tróclea o bisagra, donde la superficie convexa de un hueso encaja en la superficie cóncava de otro. Los movimientos que realizan son los de apertura y cierre (flexión y extensión). Un ejemplo de gínglimo es la articulación del codo.
  - Trocoide o pivote: Aquí la superficie redondeada o puntiforme de un hueso articula con un anillo de otro hueso. Esta articulación permite la rotación, como por ejemplo en la articulación atloaxoidea.
  - Condílea: Aquí, la superficie ovalada de una convexa de un hueso, encaja en la depresión ovalada de otro. Permite el movimiento de flexión-extensión y de abducción-aducción, así como una limitada circunducción. Un ejemplo es la articulación radiocubital (muñeca).
  - En silla de montar: Una de las superficies articulares tiene

forma de silla de montar, y la otra encaja como si fuese un "jinete". Este tipo de articulación permite los mismos movimientos que la articulación anterior. Un ejemplo es la articulación del carpo y el primer metacarpiano.

- Enartrosis: Es una articulación esferoidea donde una superficie articular con forma de esfera, encaja en la depresión en forma de copa de la otra superficie articular. Este tipo de articulación permite aquellos movimientos de flexión-extensión, abducción-aducción y rotación. Un ejemplo es la articulación del hombro o la de la cadera[1].

Aunque debido a su extensión no entraremos en los movimientos que permiten este tipo de articulación, en el *Anexo 5* se incluye una tabla con los mismos y sus características.

2.1.2. Sistema Muscular.

Si bien, los huesos y las articulaciones dan sostén y protección al cuerpo, son los músculos los que permiten el movimiento al mover los huesos mediante la contracción y relajación.

Existen 3 tipos de tejido muscular: el liso, cardiaco y el esquelético, y aunque comparten características, existen diferencias es su estructura, localización y control tanto nervioso como endocrino.

Para el estudio del movimiento, nos centraremos en el tejido muscular esquelético, denominado así porque mueven los huesos del esqueleto. Este tejido es estriado, debido a la disposición de las fibras proteicas claras y oscuras que lo forman.

Este tejido funciona de forma voluntaria, es decir, que su actividad puede ser controlada conscientemente aunque también se controla de forma inconsciente como el diafragma o los músculos que controlan la postura[1].

Funciones.

Entre las funciones de los músculos encontramos la producción de los movimientos corporales, la estabilización de la postura corporal, el almacenaje y movilización de sustancias dentro del cuerpo (musculatura de esfínteres, vasos sanguíneos, corazón...) y la generación de calor a través de las contracciones continuas de los músculos (termogénesis)[1].

Propiedades.

El tejido muscular, a diferencia de otros tejidos corporales posee unas propiedades especiales que así, le permiten funcionar y contribuir a la homeostasis. Estas propiedades son:

- La excitabilidad eléctrica: responden a los impulsos eléctricos producidos por las neuronas.
- La contractilidad: Capacidad de contraerse al recibir un impulso eléctrico, ya sea acortándose el músculo o no.

- La extensibilidad: Capacidad del músculo de estirarse sin ser dañado.

- La elasticidad: Capacidad del tejido muscular de recuperar su longitud y forma originales después de contraerse o estirarse[1].

Células musculares esqueléticas.

Las principales células musculares esqueléticas son las fibras musculares, conteniendo cada una de ellas más de 100 núcleos.

La membrana plasmática de aquellas fibras musculares se denomina sarcolema y el interior de la misma, sarcoplasma.

Cada fibra muscular, contiene ciento de miofibrillas, que son los elementos contráctiles de los músculos. Cada miofibrilla posee unos compartimentos denominados sarcómeros, formado por filamentos finos y gruesos, cuyo deslizamiento produce aquel acortamiento del sarcómero contribuyendo a la contracción muscular.

La fisiología de la producción de la contracción y relajación de las fibras musculares es mucho más extensa y compleja, pero no cabe explicarla con más detenimiento en este capítulo[1].

Producción del movimiento.

Los músculos producen el movimiento ejerciendo fuerza sobre los tendones, que a su vez traccionan de los huesos.

Cuando un músculo se contrae, un hueso permanece en la posición original, mientras que el otro se acerca a este. El tendón del musculo que se fija al hueso que permanece quieto, se denomina origen, y la fijación del otro tendón en el hueso que se desplaza, se denomina inserción.

Para producir el movimiento, los músculos actúan como palancas, donde las articulaciones funcionan como los puntos de apoyo. En toda palanca existen tres componentes: el punto fijo o fulcro (donde se realiza el movimiento), el esfuerzo o potencia (fuerza que causa el movimiento) y la carga o resistencia (fuerza que se opone al movimiento). Dependiendo de la disposición de estos tres elementos podemos clasificar las articulaciones en tres tipos de palanca:

- Palanca de primera clase: El fulcro se encuentra entre la potencia y la resistencia. Este tipo de palancas funcionan como los balancines o las tijeras. En ellas si el esfuerzo está más lejos del fulcro que la carga, se puede mover una carga pesada pero no muy lejos ni muy rápido. Sin embargo, si el esfuerzo está más cerca del fulcro que la carga, se podrá mover una carga más ligera, pero más rápido y lejos.

- Palanca de segunda clase: La carga se encuentra entre el fulcro y el esfuerzo. Este tipo de palancas funcionan como las carretillas. La carga se encuentra más cerca del fulcro que el esfuerzo, lo que ofrece mucha fuerza pero poca velocidad y poca amplitud de movimiento.

- Palancas de tercera clase. El esfuerzo se encuentra entre el fulcro y la carga. Funcionan como unas pinzas, y es el tipo de palanca más común en el cuerpo. Al encontrarse el esfuerzo más cerca del fulcro que la carga, permite una mayor velocidad y amplitud de movimiento, en detrimento de la fuerza[1].

2.2. VALORACIÓN DE LA NECESIDAD DE MOVIMIENTO.

La necesidad de moverse y de mantener posturas adecuadas es indispensable para mantener la integridad y la autonomía de las personas, pues de ella depende el estado de los diversos componentes que forman parte de la salud.

Del mismo modo, la satisfacción esta necesidad se verá afectada por los cambios o deficiencias en aquellos aspectos biológicos, psicológicos y socioculturales.

2.2.1. Datos más Relevantes a Valorar.

Cuando vayamos a hacer la entrevista a nuestro paciente o bien en el caso de que él no pudiese, a un familiar, será necesario el recabar cierta información que nos será útil a la hora de realizar el plan de cuidados adecuado a la persona que estamos tratando.

- Grado de actividad física que realiza en su vida diaria: sedentario, pasea con cierta frecuencia, practica algún deporte.
- Situación actual: De ambulante, cama-sillón, encamado.
- Nivel de dependencia para la actividad física/ grado de movilidad: completamente independiente, requiere de ayuda, supervisión o enseñanza, ayuda de otra persona y/o dispositivo o dependiente.
- Postura que adopta habitualmente: sentado, de pie o acostado.
- Dificultades o limitaciones para moverse y/o mantener las posturas adecuadas.
- Valorar la existencia de dolor, la fatiga… que influyan en las actividades cotidianas.
- Tener en cuenta las causas que puedan ocasionar limitaciones: pérdida de fuerza, inestabilidad, falta de energía.
- Valorar aquellos recursos que utiliza el paciente para mejorar su situación.
- Informarse de la existencia de barreras arquitectónicas u otros impedimentos que dificulten la satisfacción de la necesidad.
- Considerar el estado de su funcionamiento cardiovascular y respiratorio, ya que del mismo dependerá la capacidad del movimiento [5, 6, 7].

2.2.2 Test e Índices.

Para poder objetivar los datos que recogemos durante la entrevista, o para ayudarnos en la valoración de nuestro paciente, existen diferentes índices y/o test entre los que destacamos:

- Índice de Barthel: mide la autonomía para las actividades de la vida diaria *(ver anexo 6)*[8].
- Índice de Katz: valora la dependencia para las actividades de la vida diaria *(ver anexo 7)*[8].
- Escala de Lawton y Brody: mide la capacidad para realizar las actividades instrumentales de la vida diaria *(ver anexo 8)*[8].
- Clasificación funcional de la New York Heart Association para la insuficiencia cardiaca congestiva: categoriza a los pacientes en cuatro clases diferentes, dependiendo de aquellas limitaciones que tengan: ninguna, ligera, marcada o incapacidad total *(ver anexo 9)*[8].
- MRC modificada: es una escala que mide la tolerancia a la actividad debido a la disnea *(ver anexo 10)*[8].
- Conducta de prevención de caídas: ayuda a valorar distintas áreas de riesgo para las caídas *(ver anexo 11)*[8].
- Cuestionario Morse: mide el riesgo de caídas en el hospital para la población hospitalizada *(ver anexo 12)*[8].
- Cuestionario Tinetti: valoración del equilibrio y la marcha *(ver anexo 13)*[8].

2.2.3. Factores que Influyen.

Para valorar adecuadamente esta necesidad, también tenemos que tener en cuenta cuales son aquellos factores que influyen directamente en la satisfacción de la misma.

En el movimiento, podemos tomar como factores influyentes la edad, el estado psicológico y emocional, el entorno y los hábitos de alimentación, ejercicio físico y la existencia de patologías subyacentes[9].

En cuanto a la edad, conforme nos vamos haciendo mayores, se pueden apreciar variaciones en el funcionamiento normal del cuerpo. En el tejido óseo tiene lugar la desmineralización, que es la pérdida de masa ósea por la pérdida de calcio y otros minerales (más acusada en las mujeres a partir de la menopausia, dando lugar a la osteoporosis), y la fragilidad, a consecuencia de la disminución del índice de síntesis de las proteínas y de las fibras colágenas, debido al enlentecimiento de producción de la hormona del crecimiento, lo que provoca que el hueso sea más frágil y propenso a las fracturas y a producir deformidades, dolor, pérdida de altura y piezas dentales.

En las articulaciones, la edad afecta reduciéndose la producción de líquido sinovial, la disminución del cartílago articular y el acortamiento y pérdida de flexibilidad de los ligamentos. Aunque también hay que tener en cuenta, que estos cambios dependen de factores genéticos y del desgaste que hayan sufrido por el uso.

En cuanto a los músculos, a partir de los 30 a 50 años se empieza a sufrir una pérdida lenta y progresiva, que será reemplazada por tejido conectivo fibroso y tejido adiposo[1].

El estado psicológico y emocional influyen a la hora de la motivación para realizar alguna actividad y/o ejercicio físico. Además del ejercicio físico, también la postura se ve influida por el estado emocional, de manera que un estado depresivo, por ejemplo, hará que la persona esté con la cabeza inclinada y poca energía para realizar las actividades diarias[9].

El entorno puede facilitar o dificultar el movimiento de los pacientes, motivar o no a la realización de algún tipo de ejercicio físico, requerir unos esfuerzos físicos o posturas inadecuadas (por ejemplo en el trabajo)…[9]

Así la alimentación, también tendremos que conocerla y valorarla, pues una alimentación inadecuada tanto por exceso, defecto o por la elección de alimentos, tiene repercusión sobre la energía de la persona, produciendo debilidad, fatiga, dificultad de movimiento…[9]

El ejercicio físico afecta a la capacidad ósea de ganar o de perder consistencia debido a la tensión mecánica a la que se somete, que hace que se almacenen más sales minerales y se produzcan más fibras colágenas. Por lo que es recomendable realizar actividad física a todas las edades, aunque solo sea aquella que consista en cargar el propio peso del cuerpo, ya que ello mejorara la salud ósea[1].

En cuanto a su influencia en los músculos, los diferentes tipos de ejercicios, ya sean de fuerza o resistencia, inducen cambios en las fibras musculares aumentando su diámetro, el número de mitocondrias, la irrigación, fuerza… aunque también ejercen su influencia en el sistema cardiovascular y respiratorio, produciendo cambios que harán que los músculos reciban un mayor aporte de oxígeno y nutrientes[1].

Además, también debemos valorar la existencia de patologías previas que puedan afectar al movimiento, a la capacidad de mantener una postura adecuada o al poder realizar ejercicio físico de cualquier clase. De esta manera, traumatismos, trastornos en la estructura o funcionamiento de los músculos, huesos o articulaciones, defectos congénitos, AVC, asma… influirán en la satisfacción de esta necesidad[9].

3 DIAGNÓSTICOS

En este apartado hemos incluido aquellos diagnósticos enfermeros relacionados directamente con la necesidad de movimiento. De esta manera podremos realizar un plan de cuidados adecuado a las necesidades de nuestros pacientes.

Las etiquetas diagnósticas que están relacionadas con esta necesidad, podemos encontrarlas repartidas entre los diferentes dominios de la NANDA-I. Estos dominios son: el dominio 1 (Promoción de la salud), dominio 4 (Actividad/Reposo), dominio 5 (Percepción/Cognición) y dominio 11 (Seguridad/Protección)[5].

3.1. DOMINIO 1: PROMOCIÓN DE LA SALUD.

La etiqueta incluida en este dominio pertenece a la Clase 1, relacionada con la toma de conciencia de la propia salud.

Podremos utilizarla cuando objetivemos un interés, conocimiento, motivación o recursos insuficientes para realizar actividad y/o ejercicio físico.

- Estilo de vida sedentario (00168).

Definición: Expresa tener hábitos de vida que se caracterizan por un bajo nivel de actividad física[5].

3.2. DOMINIO 4: ACTIVIDAD/REPOSO.

Esta etiqueta pertenece a los denominados diagnósticos de riesgo, y se puede utilizar cuando nuestro paciente sufra de alteración del estado de la consciencia, dolor, inmovilidad mecánica y/o prescrita parálisis.

- Riesgo de síndrome de desuso (00040).

Definición: Vulnerable al deterioro de aquellos sistemas corporales a consecuencia de la inactividad musculoesquelética prescrita o inevitable, que puede comprometer la salud.

Las siguientes etiquetas pertenecen a la clase 2: actividad y ejercicio ya por su propia definición están íntimamente relacionadas con la capacidad de movimiento. Pueden así, utilizarse cuando aparezcan por relación con un deterioro físico, emocional, por barreras del entorno...

- Deterioro de la movilidad física (00085).

Definición: Limitación del movimiento físico independiente e intencionado del cuerpo o de una o más extremidades.

- Deterioro de la ambulación (00088).

Definición: Limitación del movimiento independiente a pie en el entorno.

- Deterioro de la movilidad en silla de ruedas (00089).

Definición: Limitación de la manipulación independiente de la silla de ruedas en el entorno.

- Deterioro de la habilidad para la traslación (00090).

Definición: Limitación del movimiento independiente entre dos superficies cercanas.

- Deterioro de la movilidad en la cama (00091).
- Definición: Limitación del movimiento independiente para cambiar de postura en la cama.
- Deterioro de la sedestación (00237).
- Definición: Limitación para conseguir o mantener de manera independiente y voluntaria una posición de reposo en la que el apoyo se encuentra en las nalgas y los muslos, y en la cual el torso está erguido.
- Deterioro de la bipedestación (00238).

Definición: Limitación de la habilidad para conseguir y o mantener de manera independiente y voluntaria una posición erguida del cuerpo de los pies a la cabeza[5].

El siguiente grupo de diagnósticos pertenecen a la clase 3: equilibrio de la energía y a la clase 4: respuestas cardiovasculares/pulmonares, y se incluyen puesto que una alteración de las mismas influyen en la capacidad de movimiento del paciente.

- Intolerancia a la actividad (0092).

Definición: Insuficiente energía fisiológica o psicológica para tolerar o completar las actividades diarias requeridas o deseadas.

- Fatiga (00093).

Definición: Sensación abrumadora y sostenida de agotamiento y disminución de la capacidad para el trabajo físico y mental habitual.

- Riesgo de intolerancia a la actividad (00094)

Definición: Vulnerable a experimentar una falta de energía fisiológica o psicológica para tolerar o completar las actividades diarias requeridas o deseadas, que puede comprometer la salud[5].

3.3. DOMINIO 5: PERCEPCIÓN/COGNICIÓN.

• Desatención unilateral (00123).

Definición: Deterioro de la respuesta sensorial y motora, la representación mental y la atención espacial del cuerpo y el entorno correspondiente, caracterizado por la falta de atención a un lado del cuerpo y su entorno y una atención excesiva al lado opuesto. La desatención del lado izquierdo es más grave y persistente que la desatención del lado derecho[5].

3.4. DOMINIO 11: SEGURIDAD/PROTECCIÓN.

Esta etiqueta diagnóstica se incluye ya que puede aparecer a consecuencia de una cirugía, fractura, quemadura, obstrucción vascular… y es importante tenerla en cuenta para aplicar los cuidados enfermeros correspondientes.

• Riesgo de disfunción neurovascular periférica (00086).

Definición: Vulnerable a sufrir una alteración en la circulación, sensibilidad o movilidad de una extremidad, que puede comprometer la salud[5].

4 PROCEDIMIENTOS

4.1. MOVILIZACIÓN DEL PACIENTE.

Cuando el paciente tiene un deterioro de la movilidad que le obliga a disminuir el nivel de actividad anterior o incluso a mantenerse encamado, puede aparecer en consecuencia una pérdida de fuerza y tono muscular.

Por esto se hace necesario planificar una serie de movilizaciones para evitar contracturas, atrofias musculares, estreñimiento y úlceras por presión.

Dependiendo de las necesidades del paciente o del tipo de movilización, se clasifican en:

- Movilización activa: Las realiza el paciente bajo supervisión del profesional sanitario. Puede realizar con asistencia o contra resistencia de poleas, manos... Cuando aquel paciente está encamado, se animará a que contraiga y relaje la musculatura, y si no existe contraindicación, a la movilización de brazos y piernas.
- Movilización pasiva: La movilización la realiza el profesional sanitario sobre los distintos segmentos corporales del paciente, ya que este no puede, por la razón que sea, realizar el esfuerzo que requiere este tipo de movilización[11].

4.2. POSICIONES CORPORALES.

Antes de continuar con los cambios posturales propiamente dichos, se hará un recuerdo de las diferentes posiciones corporales que se pueden utilizar para:

- Facilitar la exploración.
- Facilitar el tratamiento.
- Prevenir la aparición de lesiones relacionadas con la inmovilidad.
- Proporcionar comodidad al paciente cuando está encamado.

Decúbito supino.

En esta postura, el paciente se encuentra acostado boca arriba, con las rodillas ligeramente flexionadas y los pies en ángulo recto con respecto al cuerpo, evitando que los talones toquen la cama para así evitar la presión. Además para conseguir alinear el cuerpo correctamente, se pueden utilizar cojines y almohadas *(ver imagen en Anexo 14)*[11].

Esta postura es la que se emplea con mayor frecuencia para permanecer en la cama, para realizar exploraciones médicas, para la realización de algunas técnicas, y dependiendo del tipo de cirugía, en el post-operatorio.

Decúbito prono o ventral.

En esta postura, el paciente está acostado boca abajo, los brazos flexionados y los codos en ángulo recto. La cabeza debe encontrarse ligeramente lateralizada y el plano del cuerpo debe estar en paralelo al suelo *(ver Anexo 14)*[11].

Esta postura, mejora la oxigenación en pacientes con distrés respiratorio agudo, evita la presión en la espalda y en los glúteos evitando también la formación de lesiones.

Se utiliza en pacientes con cirugía dorsal, para explorar, dar masajes y realizar cambios posturales.

Además permite valorar el edema facial, el estado ventilatorio, vigilar la regurgitación si la nutrición es enteral por sonda[12].

Decúbito lateral.

En esta postura el paciente se encuentra en la cama recostado sobre un lado, izquierdo o derecho, con los miembros superiores e inferiores flexionados y la cabeza sobre la almohada, aunque no se debe quedar totalmente lateralizado.

El brazo inferior, tiene que quedar flexionado 90° a la altura del codo y paralelo a la cabeza. El brazo superior, flexionado y apoyado sobre el cuerpo, la cama o una almohada. La pierna inferior, tiene que tener la rodilla ligeramente doblada, y la superior, flexionada aproximadamente unos 90°, a la altura de la cadera y la rodilla. Los pies deben estar en ángulo recto para evitar la flexión plantar *(ver Anexo 14)*[11]. También se pueden utilizar dispositivos para facilitar la alineación.

Se utiliza para administrar enemas, cambiar las sábanas de la cama, realizar higiene corporal y realizar cambios posturales[12].

Posición de sims o semiprona.

También se conoce como posición de seguridad, y es una postura intermedia entre el prono y el decúbito lateral.

En esta postura, el paciente está en la cama sobre el lado izquierdo y parte de su abdomen. Las rodillas deben estar flexionadas y apoyadas sobre la cama. El brazo que queda debajo, se lleva hacia atrás y el superior se coloca apoyado flexionando el codo *(ver imagen en Anexo 14)[11]*.

Esta postura se utiliza frecuentemente para la exploración de recto, para la administración de enemas y medicamentos por vía rectal, para facilitar la eliminación de secreciones en pacientes inconscientes y para evitar la broncoaspiración en caso de vómitos[12].

Posición de Fowler.

El paciente tiene que estar en decúbito supino, con la cabecera de la cama elevada unos 45°, o bien conseguir esta inclinación con almohadas y cojines, para así conseguir que quede semi-sentado, con las piernas ligeramente flexionadas y los pies en flexión dorsal, tocando la cama *(ver imagen en Anexo 14)[11]*.

Esta posición mejora la ventilación pulmonar, por lo que se utiliza cuando existen problemas respiratorios cardiacos, para exploraciones y procedimientos que se realicen en la zona de la cabeza, ojos, cuello, garganta…

De esta postura existen dos variaciones que son, el semi-Fowler en la que la cama se encuentra inclinada 30°, y la Fowler elevada, en la que la cama está inclinada unos 90°[12].

Posición de Trendelemburg.

En esta postura, el paciente también se encuentra en decúbito supino, estando la cabeza y el cuerpo a un nivel inferior respecto a los pies, con una inclinación de 45° *(ver imagen en Anexo 14)[11]*.

Se utiliza en cualquier situación que requiera un mayor aporta sanguíneo al cerebro, y en algunas intervenciones quirúrgicas[12].

Posición anti-trendelemburg o Morestin.

Esta posición es la inversión de la postura de Trendelemburg, por lo que la cabeza y el tronco se encuentran en un nivel superior con respecto a las piernas *(ver imagen en Anexo 14)[11]*.

Se utiliza en situaciones de dificultad respiratoria, para realizar la exploración radiográfica, facilitar la circulación sanguínea a nivel de las extremidades inferiores, algunas intervenciones quirúrgicas y en caso de hernia de hiato[12].

Posición de Roser o Proetz.

En esta postura, el paciente se encuentra en decúbito supino, y la cabeza debe sobresalir por el cabecero de la cama, para así poder mantener el cuello en hiperextensión *(ver imagen en Anexo 14)[11]*.

Se utiliza para las intervenciones quirúrgicas de vías respiratorias, intubación traqueal, exploración de las vías respiratorias, para la reanimación cardio-pulmonar, y para realizar la higiene del cabello de los pacientes encamados[12].

Posición genupectoral o mahometana.

En esta postura, el paciente está de rodillas y ligeramente separadas, los muslos perpendiculares a la cama y con la cabeza ladeada y apoyada en la cama. Los brazos los colocará el paciente de la forma en la que se encuentre más cómodo *(ver imagen en Anexo 14)[11]*.

Se utiliza en exámenes de recto y colon y para realizar curas en la zona perianal[12].

Posición de litotomía o ginecológica.

En esta postura, el paciente se coloca en decúbito supino, con las piernas flexionadas y separadas y los pies apoyados sobre la cama o sobre unos soportes *(ver imagen en Anexo 14)[11]*.

Se utiliza para realizar la higiene de los genitales, realizar el sondaje vesical, asistencia de parto, intervenciones ginecológicas, administración de medicamentos, contrastes, toma de muestras y exámenes de la zona de la pelvis, además de la exploración de las embarazas[12].

4.3. CAMBIOS POSTURALES.

Los cambios posturales son variaciones en la posición del paciente en la cama, para evitar las complicaciones derivadas de la inmovilidad. La planificación de los mismos debe ir en consonancia con las necesidades del paciente y con las indicaciones médicas en cuanto a la posibilidad o no de movimiento.

Entre los objetivos de este procedimiento encontramos:

- Cambiar las zonas de presión de forma rotativa, para así evitar lesiones en la piel y tejidos subyacentes, como las úlceras.
- Evitar las fuerzas de cizalla, fricción o presión, ya que son un mecanismo de lesión para la piel.
- Conseguir una buena alineación corporal y para una correcta distribución del peso corporal.
- Favorecer la comodidad y bienestar del paciente, para así evitar contracturas musculares, deformidades y trastornos circulatorios.

La frecuencia del cambio postural dependerá del estado del paciente (tolerancia del tejido, grado de actividad, movilidad, estado de salud general…) y también de la superficie de apoyo que se esté utilizando.

Normalmente en pacientes encamados, son necesarios cambios posturales de cada 2-3 horas siguiendo una rotación programada individualizada, en pacientes que estén sentados, tendremos que enseñarles, ayudarles o realizar los cambios cada 1-2 horas. Si el paciente sentado puede realizar movilizaciones por sí mismo, se le enseñará a realizarlas cada 15 minutos, para así aliviar la presión en las nalgas.

Para facilitar la comodidad del paciente, se pueden utilizar cojines, almohadas, reposapiés, sábanas de movimiento (entremetidas), grúas…

Para realizar el procedimiento tendremos que informar al paciente del procedimiento y solicitar el consentimiento y colaboración por su parte.

Comprobaremos el estado clínico del paciente y también si existe contraindicación para alguna postura utilizada en los cambios de posición.

Valoraremos el estado de la piel, sobre todo en las zonas de presión, el grado de movilidad, la tolerancia del paciente a los cambios de posición y el tipo de colchón utilizado, si distribuye o no la presión.

Pondremos la cama es posición horizontal y nos aseguraremos que está frenada.

Nos pondremos los guantes y verificaremos que la sábana de movimiento o entremetida está colocada.

Cambiaremos de postura al paciente de manera que se alivie o redistribuya la presión, para ello tendremos que tener en cuenta si el enfermo es o no colaborador y hacia donde se realizará el movimiento:

Si el enfermo no es colaborador, la movilización debe realizarse entre dos personas colocándose una a cada lado de la cama. Si el enfermo colabora, la movilización la puede realizar una sola persona colocándose al lado de la cama aproximadamente a la altura de la cadera. Se le indica al enfermo que flexione las rodillas y se agarre al cabecero, y el cuidador colocará los brazos a la altura de la cadera para ayudarle a elevarse.

Cuando vayamos a realizar el cambio postural, tendremos que elevarlo, evitando arrastrarlo y la fricción de la piel con las sábanas, para ello se utilizará la sábana de movimiento.

Cuando lo realicemos, deberemos cerciorarnos de que la ropa de la cama esté seca, estirada y sin pliegues y evitaremos colocar al paciente sobre prominencias óseas que presenten eritemas, vigilando también que no entren en contacto prominencias óseas entre sí[13].

- Para colocar al paciente en decúbito lateral:
-Posicionar al paciente de costado en el lado contrario al que se desea girar, movilizarlo elevándolo evitando la fricción. Para ello utilizar la sábana de movimiento o aparatos auxiliares.
-Flexionar la pierna y el brazo del paciente próximo al borde de la cama, separando el brazo contrario para evitar rodar sobre él.
-Desde el lado contrario, otro personal sanitario tirará suavemente del paciente desde el hombro y la cadera, para que adopte la posición lateral adecuada
-Colocar una almohada bajo la cabeza.
-Poner ambos brazos en ligera flexión, el superior apoyado a la altura del hombro sobre otra almohada, adelantándolo ligeramente.
-Las piernas deben de estar en ligera flexión, colocando una almohada entre ellas, de manera que así evitaremos el contacto entre las rodillas, tobillos y pies.
-Como alternativa, podríamos colocar la pierna inferior extendida, y la superior en ligera flexión con una almohada.
-Colocar una almohada paralela en la espalda dejando caer al paciente ligeramente sobre ella, así descargaremos peso de la cadera

apoyada.

-Vigilar las zonas de presión: orejas, hombros, codos, cresta ilíaca, trocánteres y los maleólos[13,14].

- Para colocar al paciente de decúbito supino:
-Posicionar al paciente tendido sobre la espalda, realizando los mismos movimientos que en el cambio anterior, pero al contrario. Colocaremos las piernas extendidas y los brazos alineados, asegurándonos de que el cuerpo está alineado.
-Poner una almohada bajo la cabeza y el cuello, así como bajo los huecos poplíteos, para que los talones no toquen la cama.
-Colocar tantas almohadas como sea necesario para asegurar la comodidad del paciente.
-Vigilar las zonas donde exista presión: occipucio, omóplatos, codos, sacro, coxis, talones y dedos de los pies[13,14].

- Para colocar al paciente en posición de Fowler:
-Posicionaremos al paciente en posición de decúbito supino.
-Elevaremos la cabecera de la cama entre 45-60° (o en algunas de las modificaciones de Fowler).
-Pondremos un cojín en la zona lumbar, también una almohada bajo las rodillas para que estén en ligera flexión y otro bajo los tobillos para que los talones no estén en contacto con la cama.
-También deberemos poner cojines en las caderas para así evitar su rotación externa.
-Si el paciente no utiliza los miembros superiores, o existiese problemas de retorno venoso, tendremos que poner almohadas bajo los brazos cuidando que las manos estén a la misma altura que los codos.
-Vigilar las zonas de presión: zona sacra, tuberosidad isquiática, talones y codos[13,14].

- Para colocar al paciente en decúbito prono:
- Situar al paciente en decúbito supino al borde de la cama, elevar el brazo más lejano para favorecer el giro.
- Cruzar la pierna más cercana al borde sobre la otra para favorecer el rodamiento.
- Hacerle girar con suavidad hasta el decúbito prono.
- Colocar una almohada pequeña bajo la cabeza girada, otra bajo el abdomen, al nivel del diafragma.
- Situar otra almohada bajo las piernas, para evitar el roce de los

dedos de los pies con la cama y apoyar los brazos en flexión a la altura de los hombros.

- Vigilar las zonas de presión: orejas, dedos de los pies, rodillas, genitales en el varón y mamas en la mujer[13,14].

Cuando coloquemos a nuestro paciente en su nueva posición, debemos asegurarnos que está cómodo, y facilitar el acceso al timbre y a los objetos personales.

Cuando sea posible, educaremos al paciente y al cuidador familiar, como se realizan los cambios posturales y los beneficios que aporta para la prevención de úlceras y para mejorar la funcionalidad muscular y respiratoria[11,13].

4.4. TRANSFERENCIAS.

El traslado del paciente consiste en la movilización del paciente de una superficie a otra. Este tipo de movilizaciones entrañan más riesgo debido a que se realiza un cambio de plano y de superficie de apoyo.

Además durante el procedimiento, hay un momento en el que no hay superficie de apoyo ni para el profesional ni para el paciente, por lo que aumenta el riesgo de caídas[15].

Traslado del paciente de la cama a una silla de ruedas o sillón.

Para evitar posibles mareos al levantarlo de la cama, se incorporará la cabecera de la cama durante unos 15 minutos.

Si el paciente puede colaborar el paciente lo puede realizar una sola persona. Elevaremos la cama y nos aseguraremos de que la cama esté frenada. Colocaremos la silla paralela a la cama. Si es una silla de ruedas, la frenaremos y si fuese un sillón lo cubriríamos con una sábana.

Situaremos al paciente en el borde de la cama, lo ayudaremos a levantar el tórax y a sentarse en la cama.

Para ponerlo de pie se le sujeta con las dos manos y fijaremos sus rodillas con las suyas, colocando sus manos en nuestros hombros.

Haremos un movimiento rotatorio de espalda hacia la silla, sentándolo lentamente.

Cuando el paciente esté sentado, nos aseguraremos que los pies estén planos sobre el suelo o en los apoya pies.

Las rodillas y las caderas tienen que estar en ángulo recto, los glúteos apoyados contra el respaldo, y la cabeza, hombros y tronco rectos.

Si el paciente no pudiese colaborar, el traslado tendrá que hacerse entre dos personas, una lo cogerá por las axilas y la otra por la cadera y las piernas. Se le trasladará a voz de mando y el resto del procedimiento será igual que el anterior[15].

Cambio de cama/camilla mediante transfer.

Colocar la cama a la que se va a trasladar el paciente a la que está actualmente y ladearlo ligeramente e introducir el transfer por debajo de la sábana apoyando al paciente sobre el mismo.

Deslizaremos al paciente sobre el transfer tirando suavemente de la sábana y colocando al paciente en la cama a la que vamos a trasladarlo.

Ladearemos al paciente de nuevo para quitar el transfer y la sábana y lo dejaremos en una postura cómoda[15].

Movilización con grúa.

Las grúas se utilizan para elevar o trasladar a los pacientes en situación de dependencia, y así disminuir el esfuerzo del personal sanitario. Pueden ser manuales o eléctricas.

Con las grúas podemos movilizar al paciente desde la posición de tumbado o sentado, y tenemos que asegurarnos que tanto la cama, la silla y la grúa están convenientemente frenadas.

El arnés deberá colocarse según las indicaciones de cada modelo, por lo que será necesario leer las instrucciones[15].

4.5. DISPOSITIVOS DE APOYO A LA MOVILIDAD.

Dependiendo del grado de movilidad que tenga el paciente, existen diferentes dispositivos que puede utilizarse y así fomentar su autonomía.

Ayudas para caminar manejadas con un brazo: Se pueden utilizar de una forma individual o por pares y se manejan con uno o con dos brazos, normalmente en combinación con la parte superior del cuerpo.

- Bastones: con una pata y un mango sin apoyo para el antebrazo, también se incluyen los bastones táctiles.
- Muletas: Tienen una pata y un apoyo o abrazadera, pueden ser de codo, de antebrazo o axilar.
- Bastones con tres o más patas, un mango y apoyo, así como aquellos con asiento.

Ayudas para caminar manejadas con ambos brazos. Dentro de este grupo de ayudas podemos encontrar:

- Andadores: Son unas estructuras, con o sin ruedas, que llevan unas empuñaduras y patas incorporadas, que proporcionan apoyo al caminar.
- Andadores con asiento o para caminar sentado: Además de lo anterior, llevar un asiento o arnés donde apoya el cuerpo, permitiendo que camine mientras se está sentado.
- Andadores con apoyo para la parte superior del cuerpo: Estos llevan una estructura a la altura del pecho con ruedas y un apoyo horizontal para los miembros superiores.

Sillas de ruedas: Dentro de este grupo se incluyen tanto las diseñadas para ser propulsadas por una persona, como aquellas que funcionan a motor.

Ayudas para la transferencia: Son dispositivos que ayudan a cambiar la posición del paciente con respecto a la original.

- Tablas de transferencia y tapetes deslizantes: Con estos dispositivos utilizamos las técnicas de deslizamiento para cambiar el lugar o posición de una persona.
- Discos de transferencia: Son discos giratorios.
- Barras estacionarias para levantarse: Son caballetes, barandillas para la cama, barras fijas… que se utilizan para agarrarse y levantarse de una cama, silla…
- Escalas de cuerda: Son dispositivos que se fijan a los pies de la cama para ayudar a la persona a cambiar de posición o levantarse progresivamente.
- Cinturones de transferencia y arneses: Ayudan a una persona a mover de forma manual a otra.
- Sillas, arneses y cestas para traslado: Son sistemas de apoyo llevados por uno o más asistentes, que se utilizan para mover a otra persona.

Grúas: Son un equipo que se utiliza para trasladar levantando y moviendo libremente a la persona discapacidad en posición de sentado, semi-sentado o tumbado. Existen varios tipos diferentes: De arneses, de bipedestación, con asiento rígido…[16]

5 ÚLCERAS POR PRESIÓN

La aparición de las úlceras por presión (UPP) es un problema de salud que se encuentra presente en todos los niveles asistenciales, y una gran parte de ellas requieren cuidados diarios en el domicilio[17].

La comunidad científica reconoce que al menos el 95% de las UPP son evitables[18]. Por ello, debemos convertir la prevención en la actividad esencial en el cuidado de los pacientes con riesgo de presentar úlceras por presión, en la que, debemos involucrar al paciente y sus cuidadores, empoderándolos para el manejo de su atención con una metodología fundamentada.

Tanto el Manifiesto de Tarragona como la Declaración de Arnedillo, promovidas por el Grupo Nacional para el Estudio y Asesoramiento en Úlceras por Presión y Heridas Crónicas (GNEAUPP) y la Fundación Sergio Juan Jordán, resumen perfectamente la dimensión de este problema. En primer lugar, destacar el hecho de que las UPP siguen siendo consideradas un problema menor y prácticamente asociado a pacientes geriátricos, terminales y grandes dependientes en situación de movilidad reducida o inmóviles[19].

De forma general, la aparición de una úlcera por presión conllevará una disminución en la calidad de vida del paciente agravando su estado de salud. También puede elevar el nivel de incidencia de mortalidad en pacientes de edad avanzada. A nivel psicológico, puede provocar baja autoestima, depresión y ansiedad en la familia. A nivel terapéutico, el coste económico de tratamiento y cuidado de las lesiones se incrementa, así como el número de posibles complicaciones y la carga de trabajo para enfermería. Una revisión sistemática del 2009, refleja el impacto de las úlceras por presión en la calidad de vida de los pacientes en todos los niveles: físico, psicológico y social[20] siendo los pacientes de más riesgo los ancianos y encamados.

Las evidencias científicas extraídas de la Guía de Práctica Clínica (5-7) sobre prevención de UPP de la GENEAUPP, ponen de manifiesto, como las estrategias de educación en la prevención a cuidadores basada en las mejores evidencias científicas disponibles, son capaces de estimular el desarrollo de programas de prevención eficaces, reduciendo así la incidencia de úlceras por presión.

Se reconoce que esta formación puede abordar una amplia gama de intervenciones de prevención que incluyen la evaluación precisa y continúa del paciente y el manejo de la presión y fricción/cizallamiento a través del uso de técnicas de posicionamiento específicas y de superficies de apoyo[17].

5.1 DEFINICIÓN DE ÚLCERA POR PRESIÓN

Según la definición del GNEAUPP de 2001, una lesión por presión es una lesión de origen isquémico, localizada en la piel y tejidos subyacentes con pérdida de sustancia cutánea y producida por una presión prolongada, fricción entre dos planos duros o pinzamiento vascular[21].

5.2 LA PIEL

La piel es el mayor órgano del cuerpo, forma una cubierta celular ininterrumpida por toda la superficie externa, con una extensión de 2 m², su grosor oscila entre los 0,02 mm en el rostro, 1,5 mm en palma y los 1 a 5 mm en la planta de los pies, con un grosor medio de 0,4 mm.[22]

Sus funciones fundamentales son servir de barrera entre el medio interno y el ambiente exterior y proteger al organismo de posibles agresiones químicas, físicas y biológicas[23].

La piel está constituida por tres capas principales: Epidermis, Dermis e Hipodermis.

Epidermis. Es la capa más superficial de la piel, tiene un grosor entre 0,07mm y 0,012mm, la renovación de la epidermis se produce en un periodo aproximado de 30 días, desde que ocurre la división celular hasta que llega el desprendimiento de las células cronificadas[22].

- La epidermis está formada por tres tipos de células:
    - Queratinocitos: 90% de las células epidérmicas. Contiene una proteína llamada queratina que impermeabiliza y protege la piel
    - Melanocitos: 8%, contienen la melanina que da color a la piel
    - Células de Langerhans: actúan en los fenómenos de respuesta inmunitaria.
    - Células de Merkel: participa en la sensibilidad del tacto.
- Dentro de la epidermis podemos diferenciar una serie de capas o estratos:
    - ⬚ Estrato basal.

- ⬜ Estrato espinoso.
- ⬜ Estrato granular.
- ⬜ Estrato lucido.
- ⬜ Estrato córneo.

Dermis. La dermis es una capa profunda de tejido conjuntivo con abundantes fibras de colágeno y elásticas dispuestas de forma paralela y dando a la piel la consistencia y elasticidad característica del órgano. Su grosor no puede medirse exactamente, pues se continúa con la hipodermis sin que haya una frontera definida entre ambas, el promedio es de 1-2 mm[23].

Consta de dos capas o estratos:

- Dermis papilar o superficial: formada por tejido conectivo laxo
- Dermis reticular: formada por tejido conectivo denso con fibras de colágeno y fibras elásticas.

En dichas capas encontramos los siguientes componentes:

- Folículos pilosos.
- Músculo erector del pelo.
- Terminaciones nerviosas aferentes que permiten captar aquellos estímulos exteriores como: calor, frío, tacto y dolor.
- Glándulas sebáceas.
- Vasos sanguíneos que nutren la piel.
- Glándulas sudoríparas: ecrinas y apocrinas.

Hipodermis. Es la capa más profunda de la piel está compuesta por tejido adiposo. Está recorrida por grandes vasos sanguíneos y troncos nerviosos. Separada de los tejidos más profundos por las fascias o aponeurosis[23].

Envejecimiento de la piel. Con el envejecimiento, la capa externa de la piel (epidermis) se adelgaza, aun cuando la cantidad de capas celulares permanece sin cambio alguno[24].

La cantidad de células que contienen pigmento (melanocitos) disminuye. Los melanocitos que quedan aumentan de tamaño. La piel envejecida aparece más delgada, más pálida y transparente (traslúcida). Las manchas pigmentadas grandes, incluso las manchas por la edad, manchas hepáticas o lentigos, pueden aparecer en zonas expuestas al sol[24].

Los cambios en el tejido conectivo reducen la resistencia y la elasticidad de la piel. Esto se conoce como elastosis. Es especialmente notable en las zonas expuestas al sol (elastosis solar). Esta afección produce la apariencia correosa, deteriorada por la intemperie, que se suele ver en granjeros, marineros y otras personas que pasan gran parte del tiempo al aire libre[24].

Los vasos sanguíneos de la dermis se vuelven más frágiles. Esto lleva a que se presenten hematomas, sangrado debajo de la piel (a menudo llamado púrpura senil), hemangiomas capilares y afecciones similares[24].

Las glándulas sebáceas producen menos aceite a medida que se envejece. Los hombres experimentan una mínima disminución, más frecuentemente, después de los 80 años de edad. Las mujeres producen gradualmente menos aceite después de la menopausia. Esto puede hacer que sea más difícil mantener la piel humectada, lo que causa resequedad y picazón[24].

La capa de grasa subcutánea se adelgaza, por lo que tiene menos aislamiento y amortiguación. Esto aumenta el riesgo de lesión de la piel y reduce la capacidad de conservar la temperatura corporal. Debido a que se tiene menos aislamiento natural, puede sufrir de hipotermia en clima frío[24].

Algunos medicamentos son absorbidos por la capa grasa. Perder dicha capa cambia la manera en la que actúan dichos medicamentos[24].

Las glándulas sudoríparas producen menos sudor. Esto hace que sea más difícil mantenerse fresco. Su riesgo de sobrecalentarse o de sufrir insolación aumenta (ver imagen en anexo 15)[25].

Las neoplasias como papilomas cutáneos, verrugas, parches ásperos (queratosis) y otras manchas son comunes en las personas mayores[25].

5.3 ETIOPATOGENIA

La principal causa de su formación es la presión ejercida y mantenida entre dos planos duros y la tolerancia de los tejidos a ésta. Por un lado tenemos el plano duro esquelético y prominencias óseas del paciente y en el otro plano, generalmente externos a él, representado por la cama, silla, calzado u otros objetos[22].

En 1958 Kosiak ya destacó la importancia de la presión y el tiempo de exposición de ésta. Determinó que las presiones provocan necrosis tisular en poco tiempo y las bajas presiones necesitan de un tiempo de exposición mucho mayor. Comprobó que una presión externa de sólo 70 mm Hg. mantenida durante dos horas, podía provocar lesiones isquémicas en todos los tejidos[22].

La presión capilar normal oscila entre 16 y 33mm Hg., lo que significa que presiones por encima de 16mm Hg. producen un colapso de la red capilar[22].

La isquemia local aumenta la permeabilidad capilar con la consiguiente vasodilatación, la extravasación de los líquidos e infiltración celular, produciéndose un proceso inflamatorio que origina una hiperemia reactiva, manifestada por un eritema cutáneo[26].

Éste es reversible si al retirar la presión desaparece, restableciéndose la perfusión de los tejidos. Si no desaparece la presión se produce isquemia local, trombosis venosa y alteraciones degenerativas que desembocan en necrosis y ulceración. La presión no es el único factor implicado, sino que actúa junto con otras fuerzas mecánicas externas como son la fricción o rozamiento y el cizallamiento[26].

Presión: Fuerza que actúa perpendicular a la piel como consecuencia de la gravedad, provocando un aplastamiento tisular entre dos planos, uno perteneciente al paciente y otro externo a él (sillón, cama, sondas, etc.)[27].

Fricción: La fuerza tangencial que actúa paralelamente a la piel, produciendo roces, por movimientos o arrastres. En el paciente encamado o sentado el roce con las sábanas o superficies rugosas produce fuerzas de fricción, sobre todo en las movilizaciones, al arrastrar al paciente[27].

Cizallamiento: Combina los efectos de presión y fricción (ejemplo: posición de Fowler que produce deslizamiento del cuerpo, puede provocar fricción en sacro y presión sobre la misma zona). Debido a este efecto, la presión que se necesita para disminuir la aportación sanguínea es menor, por lo que la isquemia del músculo se produce más rápidamente[27].

La disminución de la resistencia de los tejidos a estas fuerzas puede verse alterada por varias causas, factores intrínsecos y extrínsecos *(ver anexo 16)*[28].

5.4 LOCALIZACIONES

La localización de las UPP más frecuentes varían en dependencia de la posición habitual del paciente: decúbito prono, lateral, supino o sedestación. El lugar de aparición suele coincidir con la zona de piel sometida a mayor presión, generalmente zonas con prominencias o máximo relieve óseo[23].

- Decúbito supino: Talón, sacro, codo, omóplato y occipucio
- Decúbito lateral: Maléolo externo, maléolo interno, rodilla, trocánter, cresta iliaca, codo, hombro y oreja.
- Decúbito prono: Dedos, rodilla, genitales masculinos, costillas y frontal.
- Sedestación: Occipucio, omóplato, codo, sacro y tuberosidad isquiática.
- Lesiones de origen iatrogénico causadas por los dispositivos terapéuticos[23]:
    - Nariz: por exposición prolongada de oxígeno.
    - Labios, lengua y encías: por uso inadecuado de tubos endotraqueales.
    - Meato urinario: por tiempo prolongado de sonda vesical.
    - Alas de la nariz: por exposición prolongada de SNG.
    - Mucosa gástrica y rectal: por el uso de SNG y rectal.
    - Muñecas y codos: en personas con sujeción mecánica.
    - Zona perineal: en pacientes con férula de Braun-Böhler.
    - En zonas inmovilizadas por férulas.
    - Zonas blandas: por pliegues en las sábanas.
    - Equipos de gotero y catéteres.

5.5 VALORACIÓN DEL PACIENTE

En el momento del ingreso, se realiza la historia de enfermería, incluyendo en la misma, un estudio detallado del estado general del paciente[29].

Necesidades:

- Identificar al paciente.
- Identificar al cuidador principal.
- Datos generales del paciente (antecedentes, alérgicas, diagnóstico principal….).
- A continuación y en las primeras 24h realizaremos una valoración de aquellas necesidades del paciente según el modelo de Virginia Henderson[30,31] .

Factores de riesgo: debemos conocer que existen algunos factores que sitúan a las personas en riesgo de padecer UPP[29,30]. Los hemos clasificado en:

- Fisiopatológicos:
  - ⯍ Edad: en acianos hay pérdida de elasticidad en la piel.
  - ⯍ Lesiones cutáneas: edema, sequedad, excoriación, eritema.
  - ⯍ Alteraciones Nutricionales y Metabólicas bien por exceso o defecto: delgadez, desnutrición deshidratación, obesidad, diabetes, hipoproteinemia.
  - ⯍ Trastornos Inmunológicos: neoplasias, inmunodeficiencias.
  - ⯍ Trastornos Neurológicos: como accidente cerebro vascular, lesiones medulares, déficit sensoriales y motoras.
  - ⯍ Trastornos en el transporte del Oxígeno: patologías cardiovasculares, patologías hematológicas y patologías respiratorias.
  - ⯍ Alteraciones del estado de conciencia: estupor, confusión, coma.
  - ⯍ Alteración de la eliminación: incontinencia urinaria y/o fecal.
- Derivados del tratamiento:
  - ⯍ Tratamiento con inmunosupresores: como la radioterapia, corticoides, citostáticos.
  - ⯍ Tratamiento con sedantes: opiáceos, benzodiacepinas.
  - ⯍ Tratamiento con vasoconstrictores.
  - ⯍ Uso de dispositivos y aparatos: como escayolas, sondajes (nasogástrico, vesical), las intubaciones orotraqueales. Traqueotomías, drenajes, oxigenoterapia. Cirugías de larga duración y técnicas exploratorias, sin olvidar las sujeciones mecánicas.
- Situacionales y del entorno:

- Inmovilidad prolongada.
- Falta de Higiene.
- Cama arrugada.
- Falta de formación y/o información específica de aquellos profesionales.
- La no existencia de un protocolo para la prevención y tratamiento que unifique los criterios de todo el equipo asistencial.
- Sobrecarga de trabajo de los profesionales llegando a la desmotivación.
- La falta de un cuidador principal.
- Mal uso o nulo de los recursos disponibles.

5.6 VALORACIÓN DE RIESGO DE UPP

Escalas de valoración de riesgo de padecer lesiones (EVR). Las escalas de valoración de riesgo de padecer lesiones (EVR) están consideradas como herramientas de trabajo muy eficaces para identificar a un paciente de riesgo en un tiempo mínimo, con el fin de establecer un plan de cuidados preventivos. Es aconsejable usar una escala de valoración de riesgo de UPP que cumpla los siguientes requisitos: Validez, fiabilidad, alta sensibilidad y especificidad, buen valor predictivo, que sea fácil de usar y que tenga criterios bien definidos que eviten la variabilidad interobservador[30].

Todas las existentes (Norton, Norton modificada, Braden, Emina, Nova 5…) establecen una puntuación o probabilidad de riesgo de desarrollar UPP, en función de una serie de parámetros considerados como factores de riesgo[31].

La Agency for Health Care Policy and Research (AHCPR) señala que las EVR son un complemento al juicio clínico y no deben usarse de manera aislada, por lo que si a pesar de determinar un riesgo bajo, nuestra experiencia nos lo indica, deberá considerarse al paciente como de riesgo. Es preferible aplicar medidas de prevención a algún paciente sin riesgo que luego curar la lesión, donde el coste social, económico y laboral es mayor[30].

La Escala de Norton Modificada por el Instituto Nacional de Salud (ENM) es la elegida mayoritariamente. La ENM es de fácil manejo y valoración. Como norma general todos los pacientes son susceptibles de desarrollar UPP, siendo la aplicación de una EVRUPP quién confirme o descarte este riesgo. La ENM se pasará en las primeras 24 horas después de su ingreso. Las valoraciones sucesivas de los pacientes con riesgo de desarrollar lesiones se realizarán con la siguiente periodicidad y criterios[32]:

- Grado de riesgo en la EVR:
  - Riesgo alto reevaluar en 24 horas.
  - Riesgo moderado reevaluar en 3 días.

- Riesgo mínimo reevaluar a los 7 días.
- Cuando se produzca cualquier cambio relevante en la situación del paciente independientemente de que esté o no clasificado de riesgo:
    - Aparición de isquemia de cualquier origen.
    - Intervención quirúrgica prolongada.
    - Pérdida de sensibilidad y/o movilidad de cualquier origen.
    - En pruebas diagnósticas o terapéuticas que supongan reposo en cama y/o dieta absoluta más de 24 horas.
- En los pacientes ingresados en las unidades de cuidados intensivos se recomienda reevaluar diariamente.

La (ENM) valora cinco aspectos, cada uno de ellos dividido en 4 categorías con una puntuación que va de 1 – 4 , siendo 1 el de mayor deterioro y 4 el que corresponde a un menor deterioro. La puntuación que se puede obtener oscila entre 5 (máximo riesgo) y 20 (mínimo riesgo). Todos los resultados, así como la fecha de la próxima valoración, deben registrarse *(ver Anexo 17)*[28].

5.7 CUIDADOS ESPECÍFICOS DE LA PREVENCIÓN

El personal sanitario, los pacientes y familiares deben de concienciarse de que la aparición de este tipo de lesiones va a provocar una disminución considerable en la calidad de vida de quien las padece y, como consecuencia, de todas las personas que le rodean, ya sean familiares o cuidadores. Es por ello que una buena prevención puede paliar en gran medida esa posible situación, por esto se hace necesario empoderar en los máximos conocimientos posibles sobre prevención, tanto al personal sanitario, como a la familia y cuidadores, para evitar que se llegue a producir la úlcera por presión.

5.7.1 *Cuidados de la Piel*

- Examinar el estado de la piel diariamente, haciendo mayor hincapié en[23]:
    - ⬜ Prominencias óseas (sacro, talones, caderas, tobillos, codos etc.) y puntos de apoyo según la posición del paciente.
    - ⬜ Zonas expuestas a la humedad (bien por incontinencia, transpiración, estomas, secreciones, drenajes etc.).
    - ⬜ Presencia de sequedad, eritema, maceración etc.
    - ⬜ Zonas en contacto con dispositivos terapéuticos (sondas vesicales, nasogástricas, gafas de oxígeno).
- Inspeccionar la piel tras procedimientos prolongados que implican una reducción de la movilidad y en los que el paciente está sobre una superficie de apoyo dura (por ejemplo un examen radiológico

de larga duración)[31].

- La higiene es un aspecto fundamental que va a estar relacionado con la imagen y la autoestima[33]:

  ☐ Mantener la piel del paciente en todo momento limpia y seca.

  ☐ Fomentar la participación del enfermo en su higiene diaria de acuerdo a sus posibilidades.

  ☐ Lavado con agua tibia y jabón de potencial irritativo bajo para no alterar el Ph ácido de la piel.

  ☐ Es muy importante un buen secado sin fricción sobre todo en los pliegues, entre los dedos, debajo de las mamas, axilas...

  ☐ Realizar el aseo tantas veces como lo precise el paciente, especialmente si está sudoroso o presenta incontinencia.

  ☐ Hidratar la piel con aceites o cremas procurando su completa absorción.

  ☐ No utilizar substancias irritantes (alcoholes, colonia, tanino,) ni secantes como el talco.

  ☐ El cambio de ropa de cama se realizará moviendo al enfermo pero sin arrastrarlo.

  ☐ La sábana encimera, colcha y mantas deben quedar huecas evitando la presión en zonas de riesgo.

  ☐ Utilizar lencería de tejidos naturales.

- No aplicar masaje en las zonas enrojecidas ni sobre prominencias óseas[34].

- Aplicar ácidos grasos hiperoxigenados (AGHO)[36] en las zonas de riesgo o ante la aparición de eritema no blanqueante extendiendo el producto hasta su total absorción sin masajear. Los AGHO son los ácidos grasos esenciales (linoléico, linolénico, palmítico y esteárico). Su presentación es como una solución tópica en espray y sus propiedades:

  ☐ Mejoran la hidratación de la piel y evita la sequedad cutánea, aumentando su resistencia al rozamiento.

  ☐ Mantienen el nivel de oxigenación de los tejidos de apoyo, aumentando la microcirculación sanguínea y evitando la isquemia tisular.

  ☐ Impulsa la renovación celular epidérmica.

Están indicados en la prevención y tratamiento del estadio I de las UPP. Se aplican sobre la piel integra, con una o dos pulverizaciones, extendiendo el producto con las yemas de los dedos hasta su total absorción, 2 o 3 veces al día[35].

5.7.2 Exceso de Humedad

Debemos valorar y tratar los diferentes procesos que pueden originar un exceso de humedad en la piel: sudoración profusa, drenajes, exudado de heridas, incontinencia etc[27].

Exceso de sudoración: Cambiar la ropa todas las veces que se precise.

Control de drenajes: usar dispositivos adecuados como bolsas de colostomía, redones, etc.

Control del exceso de exudado: aplicar apósitos con capacidad de absorción.

Incontinencia: aumenta el riesgo de aparición de lesiones por presión. La piel se vuelve vulnerable debido a la humedad y/o irritación química de la orina o heces. Esto puede alterar la barrera protectora de la piel, haciéndola frágil y aumentando la probabilidad de lesiones. Existen lesiones por incontinencia que en ocasiones se confunden con UPP, y otras veces van asociadas a éstas. Existen diferencias entre ambas[29]:

- En cuanto a su localización, la presión y/o cizalla debe estar presente en la aparición de una UPP, una herida que no está sobre una prominencia ósea es improbable que sea una UPP. Para que se produzca una lesión por humedad, algo que es evidente, debe existir humedad, por ejemplo piel mojada y brillante causada por incontinencia urinaria o fecal. Una lesión por humedad pude producirse sobre una prominencia ósea, aunque tanto la presión, como la cizalla deberían excluirse como causas. Una combinación de humedad y fricción pude causar lesiones por humedad en pliegues cutáneos. Una lesión limitada sólo al surco anal y con forma lineal, es probable que sea una lesión por humedad. El enrojecimiento perianal/irritación de la piel es muy probable que sea una lesión por humedad resultante de las heces[31].

Si la humedad y la presión/cizalla están presentes a la vez, la lesión puede ser tanto una UPP como una lesión por humedad (lesión mixta o combinada). Es posible desarrollar una UPP donde los tejidos blandos se pueden comprimir, por ejemplo una sonda nasogástrica, gafas nasales o catéter urinario. Las heridas en los pliegues cutáneos de pacientes muy obesos pueden estar causadas por una combinación de fricción, humedad y presión[34].

- En cuanto a la forma, si la lesión está limitada a un solo lugar, es probable que sea una UPP. Las heridas circulares o con una forma regular son muy probablemente UPP, aunque la posibilidad de daño por fricción se debe haberse excluido. Las lesiones superficiales, difusas y en más de un lugar es más probable que sean lesiones por humedad. En una lesión "por beso" o "espejo" (copia de lesión), al menos una de las lesiones es muy probable que se haya causado por humedad (orina, heces, transpiración o exudado de herida). Formas irregulares de las lesiones, a menudo, están presentes en unas lesiones combinadas (UPP y lesión por húmeda). La fricción en los talones puede causar una lesión circular que abarca la pérdida total de la piel. La distinción entre una lesión por fricción y una UPP debería basarse en la historia clínica y la observación[34].

- En cuanto a la necrosis, si existe una escara negra necrótica sobre una prominencia ósea es una UPP de estadio III o IV. Si bajo la escara la masa muscular es escasa, la lesión es una UPP de estadio IV. También se puede considerar necrosis cuando, en los talones, está presente y visible una mancha negra azulada (la lesión probablemente se tornará en una escara). No hay necrosis en las lesiones por humedad. La necrosis comienza sin un borde claro pero acaba definiendo los bordes. La necrosis asciende hacia arriba y cambia de color por ejemplo azul, marrón, amarillo o gris, pero nunca es superficial. Se debe distinguir entre una escara negra necrótica y una flictena con sangre seca[34].

- En cuanto a la profundidad, saber que las lesiones por "humedad" son superficiales (pérdida parcial de la piel). En los casos donde la lesión por humedad está infectada, la profundidad y la extensión de la herida puede aumentar de manera importante. Una abrasión es causada por fricción. Si se ejerce fricción en una lesión por humedad, ésta dará lugar a la pérdida superficial la piel en la cual se rasgan y hacen punta los fragmentos la piel[37].

- En cuanto a los bordes, decir que si los bordes son claramente distinguibles, la lesión será una UPP. Las heridas con los bordes levantados y engrosados son lesiones antiguas. Las lesiones por humedad suelen tener bordes irregulares o difusos. Los bordes dentados en las lesiones por humedad se considera que se han expuesto a la fricción[34].

- En cuanto al color, el observar si aparece piel roja, si el enrojecimiento no está distribuido uniformemente, probablemente sea una lesión por humedad (excluyendo la presión y la cizalla como causas). La piel rosa o blanca alrededor muestra maceración como resultado de la humedad[37].

Actuación frente a la incontinencia:
- Reeducación del esfínter.
- Cambiar el pañal en cuanto esté mojado.
- Lavado, aclarado y secado de la piel en cada cambio de pañal.
- Valorar la colocación de colector de orina y si es necesario una sonda vesical (comentar con facultativo).
- Para la incontinencia fecal existen en el mercado bolsas y tapones.

En las zonas de la piel que inevitablemente queden expuestas a humedad excesiva y continuada, aplicar productos barrera como pastas o cremas a base de zinc, las pastas son más viscosas, mientras que las cremas proporcionan algo de hidratación o películas cutáneas, estas están formadas por un copolímero acrílico (material formador de una película), polifenilmetilsiloxano (plastificanta) y hexametildisiloxano (solvente de base de silicona no irritante y de rápida evaporación). Todas ellas tienen como propiedad proteger la piel de la acción de los agentes irritantes externos. Están indicadas en la prevención y tratamiento de la dermatitis por incontinencia, la irritación de la piel periostomal, prevención de maceración e irritación de la piel periostomal y en la protección de la piel periostomal de cualquier tipo de herida, tubos de drenaje, etcétera. Las películas cutáneas se pueden aplicar en la piel intacta e incluso sobre piel lesionada, no es necesario retirar la película entre aplicaciones, se aplica en la zona deseada y se espera 30 segundos a que se seque, esta permanece durante 72 horas. Con las pastas y cremas se debe aplicar una cantidad abundante con cada higiene en la zona deseada, se debe extender suavemente con los dedos, se debe retirar entre cada aplicación con aceites o preparados especiales a base de: agua, posorbato 20, alcohol bencílico, glicerina, citrato sódico, hidroxipropil metilcelulosa, ácido cítrico, cloruro de bencetorio, fragancia EDTA (el ácido etilendiaminotetraacético) disódica, aloe bambadensis, que ayudan a reducir las agresiones de la piel durante el proceso de limpieza, no necesitan aclarado, reducen el olor y no son irritantes[37].

5.7.3 *Nutrición e Ingesta de Líquidos*

La desnutrición es un factor de riesgo importante para la formación de UPP. Para valorar si el paciente está correctamente nutrido e hidratado, pueden ser útiles una serie de indicadores[31]:

- Nivel de albúmina $>= 3.5$
- Recuento linfocitario total $>= 1800$
- Peso $< 80\%$ del ideal.

Se debe garantizar un aporte nutricional e hídrico muy completo para disminuir el riesgo de UPP. El paciente debe seguir una dieta equilibrada, ajustada a sus necesidades, en función de la edad, género, actividad física que realiza, el estado fisiológico o patológico y los deseos del individuo, aportando todos los nutrientes necesarios sin carencias ni excesos. Se recomienda de forma general una ingesta de 30 – 35 Kcal./Kg./día (según género), 1´25 – 1´50 gr./Kg./día de proteínas y un aporte hídrico de 30 c.c./kg./día[28].

Hay que controlar y registrar la ingesta de alimentos y líquidos de todos los pacientes, haciendo especial hincapié en aquellos que presenten un Norton inferior a 14. El paciente con alto riesgo de desarrollar UPP requiere una dieta hiperprotéica e hipercalórica y en caso de que presente alguna UPP se precisa del aporte de nutrientes que faciliten el proceso de cicatrización (vitaminas, minerales, grasas, aminoácidos – albúmina y arginina –). Si con la dieta habitual no se consigue una nutrición adecuada se pueden administrar suplementos nutricionales hiperprotéicos[28].

5.7.4 Manejo de la presión

Un correcto manejo de la presión disminuye la aparición de UPP, por lo que consideraremos los siguientes puntos[28]:

- La movilización.
- Los cambios posturales.
- Posiciones terapéuticas.
- Protecciones locales.
- Superficies especiales para el manejo de la presión.

Movilización.

- Deberemos elaborar un plan de cuidados que favorezca aquella movilidad y actividad del paciente.
- En la cama proporcionaremos unos dispositivos como el trapecio, barandilla lateral etcétera, para poder facilitar el movimiento independiente.
- Para facilitar las movilizaciones y los cambios posturales, se deberá colocar perfectamente estirada una entremetida o sábana travesera bajo el paciente, evitando así arrastrar al enfermo en la cama.
- Informar sobre la importancia que tiene sobre la circulación la realización de ejercicios activos y pasivos.
- Si el paciente lleva tubos, drenajes, sondas etcétera fijarlos de modo que no interfieran en los movimientos.
- Si se precisa, utilizar grúa para los traslados cama-sillón.
- Levantar al sillón en cuanto sea posible aumentando gradualmente el tiempo de sedestación.
- Proporcionar dispositivos para la deambulación.

Cambios posturales.

Permiten evitar o aligerar aquella presión prolongada en pacientes con movilidad limitada, estos cambios deben de ser más frecuentes a mayor peso del individuo[28].

- En los pacientes encamados cambios cada 2-3 horas siguiendo una rotación programada e individualizada, según el riesgo y aquellas características del paciente. Esta frecuencia vendrá determinada por los resultados de la inspección de la piel y las necesidades individuales.
- Durante la noche coordinaremos el cambio postural con otras actividades (cambio de pañal, medicación) respetando en lo posible el descanso del paciente. Es aconsejable que no superen las 4 horas.
- En lo posible hacer coincidir aquellos cambios posturales con el

momento de mayor acción de algún analgésico pautado.

- En periodos de sedestación se efectuarán movilizaciones horarias y no permanecerá más de 2 horas.
- Favorecer la autonomía en las movilizaciones. Enseñar al paciente a movilizarse (si puede hacerlo) cada 15 minutos haciendo cambios de postura y/o pulsiones (ejercicios de contracción y relajación).
- Evitar presión en la zona lesionada, lo tendremos en cuenta a la hora de programar la rotación. Si la lesión fuera en zona sacra se evitará la sedestación o se mantendrá el mínimo tiempo posible.
- Mantener la alineación corporal, la distribución del peso y el equilibrio.
- Evitar fricciones y arrastres en las movilizaciones.
- Evitar el contacto directo de las prominencias óseas entre sí y elevar talones para eliminar la presión sobre los mismos.
- Elevar la cama máximo 30° y durante el mínimo tiempo posible.
- En decúbito lateral no debe superarse los 30°, para evitar apoyar sobre los trocánteres, y elevar la zona de los pies máximo 20°.Por ello se recomiendan decúbitos laterales parciales.
- Es aconsejable tener un sistema rotatorio de cambios de postura.

 Posiciones terapéuticas.

- Decúbito supino: colocar almohadas debajo de la cabeza, de la cintura, de las piernas, una apoyando la planta del pie y dos opcionales debajo de los brazos. Deben quedar libres de presión los talones, glúteos y zona sacrocoxígea, escápulas y codos. Las piernas ligeramente separadas, los pies y las manos en posición funcional y evitar la rotación del trocánter[28].
- Decúbito prono: esta postura se usa en la prevención y tratamiento de las úlceras sacro-coxígeas y trocantéreas y está contraindicada en pacientes con unas lesiones torácicas, cardiacas y con respiración asistida. Las almohadas se colocarán debajo de la cabeza, abdomen, muslos, piernas y opcional debajo de los brazos. Deben quedar libres de presión la cresta ilíaca, rodillas y primer dedo de los pies. El tórax debe quedar libre para respirar con comodidad[28].
- Decúbito lateral: colocar una almohada debajo de la cabeza, una apoyando la espalda y una entre las piernas. Precauciones: la espalda quedará apoyada en la almohada formando un ángulo de 45-60°, las piernas en ligera flexión, los pies en ángulo recto con la pierna. Los pies y las manos estarán en posición funcional[28].
- Sedestación: sentarse correctamente, con la espalda recta. Se colocarán almohadas detrás de la cabeza, espalda, debajo de cada brazo, y pies[28].

Protección local.

Se llevará a cabo en las zonas más vulnerables al roce y la presión como, zona sacra, trocánteres, occipital, codos y talones. Los talones son especialmente vulnerables debido a su estructura anatómica, por el efecto de la inmovilidad de las extremidades inferiores y por soportar niveles de presión continua.

Para reducir las posibles lesiones en las prominencias usar apósitos de protección[28] hidrocoloides (para reducir la fricción) y espumas de poliuretano.

En codos y talones no utilizar vendajes almohadillados, se recomienda el uso de taloneras y coderas de espuma de poliuretano sujetas con malla no compresiva[28] que permitan la inspección de la zona que se deberá realizar diariamente. Contraindicados aquellos vendajes de crepé. Merecen especial vigilancia las lesiones de origen iatrogénico.

Superficies especiales para el manejo de la presión (SEMP)

Son superficies especialmente diseñadas para reducir o aliviar la presión: camas, colchones, colchonetas, cojines de asiento… Los individuos "en riesgo" no deberán ser colocados encima de colchones convencionales[28]. Podemos clasificar las superficies especiales para el manejo de la presión en estáticas, que reducen la presión y en dinámicas, que eliminan la presión.

SEMP estáticas:

- Soporte textil antidecúbito: reduce la humedad, la presión y el rozamiento.
- Cojines de flotación: No utilizar flotadores ni dispositivos de anillo para evitar edema de ventana y/o úlcera en corona circular:
    - Cojines estáticos de aire.
    - Cojines de fibras especiales (silicónizada).
    - Cojines viscoelásticos.
- Colchón estático de látex/foam, viscoelástica u otras superficies como aire, silicona, etc. Usar en pacientes con riesgo medio y movilidad ligeramente limitada.

SEMP dinámica:

Permiten variar los niveles de presión de las zonas de contacto del paciente con la superficie de apoyo. El sistema que utilizan estas superficies para conseguir el citado efecto es el de celdas de aire que se hinchan y deshinchan de forma alternativa, mediante una rotación determinada. El ciclo de alternancia de las SEMP dinámicas se define como el periodo de tiempo existente entre el momento de máxima y mínima presión ejercida sobre la zona de contacto. Estas superficies están indicadas en pacientes de medio y alto riesgo, es decir, en pacientes con movilidad nula o muy limitada.

Las SEMP dinámicas constan de dos elementos fundamentales:

- Circuito de celdas hinchables integradas en un colchón, colchoneta o cojín.
- Bomba eléctrica que proporciona aire y que está programada para realizar ciclos de alternancia que oscilan entre los 7.5 y los 25 minutos.

Existen una gran cantidad de SEMP dinámicas en el mercado. Las diferencias entre unas y otras en:

- Altura de las celdas (a mayor altura, mayor alivio de presión).
- Configuración de las celdas.
- Prestaciones de la bomba.
- Sistema de vaciado en caso de parada cardiorrespiratoria.
- Prestaciones de la funda cobertor.
- Capacidad de alivio de la presión.

Las SEMP dinámicas se pueden incluso utilizar en los pacientes con fracturas, siempre que estén reducidas y no haya contraindicaciones por parte del traumatólogo. En el caso de fracturas de espalda, éstas deben estar estabilizadas.

Algunas SEMP dinámicas requieren un peso mínimo del paciente adulto de 40 Kg. Para poder trabajar a su máxima capacidad.

Siempre que se vaya a utilizar una SEMP dinámica será muy importante tener en cuenta:

- Para qué tipo de paciente se va a utilizar.
- Qué nivel de riesgo de desarrollo de UPP tiene el paciente.
- Severidad de las UPP.
- Las superficies especiales dinámicas para el manejo de la presión no sustituyen los cambios posturales.

5.7.5 *Educación Sanitaria*

Una correcta educación sanitaria favorece la prevención y el tratamiento de las UPP. El objetivo de la educación sanitaria, es que los pacientes y sus familias sean sujetos activos en la prevención y tratamiento de este tipo de lesiones para lograr una mayor independencia en el mantenimiento y/o mejora de su propia calidad de vida[29].

Los programas de educación sanitaria deben ser estructurados y adaptados a las características del paciente (previa valoración de sus capacidades). En todos los ámbitos sanitarios, se debe contar con un programa de educación sanitaria para prevenir la aparición de estas lesiones (talleres, folletos, etcétera), que incluya: Conocimientos básicos sobre la etiofisiopatología de las UPP, factores de riesgo, cuidados para prevenir su aparición, repercusiones que conlleva su aparición, detección precoz de las lesiones y actuación ante su aparición[39].

5.8 TRATAMIENTO DE LAS LESIONES POR PRESIÓN

El tratamiento general de las UPP incluye también el tratamiento de la enfermedad de base. Todos los conocimientos sobre la cicatrización han evolucionado enormemente en los últimos años, por esto, es posible, predecir la secuencia probable de hechos que tendrán lugar a lo largo de la cicatrización y pronosticar el tiempo aproximado que tardará la herida en curar totalmente, aun así, muchos profesionales de enfermería se enfrentan a diario ante heridas de difícil cicatrización, es decir, la cicatrización se prolonga en el tiempo o no se llega a alcanzar. Estas heridas complejas son, hoy día, un problema de especial atención en salud, que afecta a pacientes en todos los niveles asistenciales y de todas las clases sociales.

5.8.1 *Valoración de la Lesión*

La valoración inicial será realizada por el equipo de profesionales y debe de ser integral, es decir, biopsicosocial, sin centrarse únicamente en la úlcera.

Localización: ¿Cómo registrar el lugar donde tenemos la lesión? Anotaremos la zona anatómica en la que se encuentra (sacro, talón derecho, maléolo, etcétera), o podemos representar la posición marcando en una representación gráfica anatómica.

Estadiaje de las lesiones por presión (UPP): El estadiaje es un sistema de valoración que clasifica a la UPP en base a la profundidad anatómica del tejido dañado. El Grupo Nacional para el Estudio y Asesoramiento en úlceras por Presión (GNEAUPP) ha recomendado todo un sistema de clasificación – estadiaje de la UPP, concordante con el propuesto en la Nacional Pressure Ulcer Advisory Panel Consensos Development Conference (1989), por ser el sistema más difundido y aceptado a nivel internacional y además en proceso de revisión permanente[28].

ESTADÍO I

- Alteración observable en la piel íntegra, relacionada con la presión, que se manifiesta por un eritema cutáneo que no palidece al presionar; en pieles oscuras, puede presentar tonos rojos, azules o morados.

- En comparación con un área (adyacente u opuesta) del cuerpo no sometida a presión, puede incluir cambios en uno o más de los siguientes aspectos:
  - Temperatura de la piel (caliente o fría).
  - Consistencia del tejido (edema, induración) y/o sensaciones (dolor, escozor).

ESTADÍO II

- Pérdida parcial del grosor de la piel que afecta a la epidermis, dermis o ambas.

- Úlcera superficial que tiene aspecto de abrasión, ampolla o cráter superficial.

ESTADÍO III

- Pérdida total del grosor de la piel que implica lesión o necrosis del tejido subcutáneo, que puede extenderse hacia abajo pero no por la fascia subyacente.

ESTADÍO IV

- Pérdida total del grosor de la piel con destrucción extensa, necrosis del tejido o lesión en músculo, hueso o estructuras de sostén (tendón, cápsula articular, etcétera)
- En este estadío como en el III, pueden presentarse lesiones con cavernas, tunelizaciones o trayectos sinuosos.

En todos los casos que procedan, deberá retirarse el tejido necrótico antes de determinar el estadío de la úlcera.

Tipos de tejido del lecho de las UPP.

- Tejido necrótico (escara húmeda / seca): tejido oscuro, negro o marrón que se adhiere firmemente al lecho o a los bordes de la herida que puede ser más fuerte o débil que la piel perilesional[28].
- Esfacelos: tejido que se adhiere al lecho de la úlcera en bandas de aspecto fibroso, bloque o en forma de tejido blando muciforme adherido[28].
- Fibrina: tejido amarillento o blanco que está adherido al lecho de la úlcera o en los bordes[28].
- Cicatrizado/reepitelización: herida cubierta de epitelio (nueva piel) [28]. *(ver imagen en Anexo 18)*[28]

Dimensión de la UPP.

- Índice de severidad. Inicialmente se realizará una planimetría. La medición de la UPP se realizara colocando al paciente siempre en la misma posición, utilizando material estéril y transparente sobre la herida y delimitando los bordes con un rotulador[52]. También se puede utilizar una regla estéril. Se mide: longitud y anchura. Luego se realiza el siguiente cálculo:
  - Índice de severidad Braden[41] $=$

$$\frac{longitud + anchura}{2} \; x \; estadío \; de \; la \; UPP$$

- Medición del volumen.
  - Rellenando la cavidad con un gel estéril e inocuo mediante el uso de una jeringa hasta cubrir la cavidad ulceral. Los ml de gel introducidos nos darán el volumen de la úlcera.
  - Método de Walter Berg[40]:
    - o Pondremos al paciente en idéntica posición para cada una de las mediciones.
    - o Colocaremos un apósito transparente adhesivo de

poliuretano que cubra la úlcera y una amplia zona de piel perilesional.

o Rellenaremos la úlcera con suero fisiológico pinchando a través del apósito con jeringa y aguja.

o El volumen de la úlcera vendrá determinado por la cantidad de suero introducido.

Forma de la UPP: Puede ser circular, ovalada, reniforme, herradura, serpinginosa e irregular[23].

Estado de la piel perilesional: La piel perilesional puede estar integra, lacerada, macerada, eccematosa, excoriada, edematosa, con presencia de vesículas, celulitis o presencia de picor[23].

Secreción de la UPP: Puede ser escasa, moderada, profusa, hemorrágica, purulenta y serosa[23].

Bordes de la UPP. Pueden ser oblicuos, excavado perpendicular, mellado, evertido y socavado [23].

Valoración de las tunelizaciones: Introduciremos una sonda acanalada o un estilete metálico estéril dentro de la tunelización midiendo la longitud introducida[40].

Signos de infección: Valorar la presencia de signos como: calor en tejidos circundantes, exudado purulento, aumento del exudado, crepitación, tejido viable que se vuelve esfacelado, cicatrización interrumpida, tejido de granulación friable que sangra con facilidad, aumento del tamaño de la herida pese al alivio de la presión, mal olor, bordes inflamados, fiebre sin foco, edema, dolor, eritema, celulitis[23].

Dolor: El dolor es un síntoma subjetivo, influenciado por factores sociales, emocionales, psicológicos y fisiológicos por lo que evaluarlo es difícil, especialmente en pacientes con deterioro cognitivo que no son capaces de expresarse. Se recomienda que la valoración se haga mediante alguna representación o registro gráfico: EVA (Escala Visual Analógica) o simplemente preguntando u observando. El dolor que se valora debe ser exclusivo de la lesión[40].

Escala PUSH: Desde el año 1996 el NPUAP ha desarrollado y validado un instrumento llamado Pressure Ulcer Scale for Healing (de ahí su acrónimo en inglés – PUSH). Éste instrumento permite documentar la cicatrización de una úlcera por presión. Con la medición de esta escala se pretende determinar con la mayor fiabilidad posible la evolución de una UPP establecida, observando cronológicamente su desarrollo[41].

Se recomienda la escala o índice de PUSH, aceptada por el GNEAUPP y desarrollada por el NPUAP (National Pressure Ulcer Advisory Panel). Es importante contabilizar el tiempo que se tarda en realizar una escala u otra, aspecto destacable en el trabajo del personal de enfermería. La escala PUSH ha sido validada, dado que resulta bastante sensible en las UPP, pues con sólo tres variables, y como se realiza prospectivamente, satisface las exigencias de los investigadores y cuidadores que lo utilizan. Además, es de fácil aplicación; otros autores consideran que la mayor utilidad del PUSH es la de evaluar la cicatrización de las UPP de tiempo prolongado, pudiendo monitorizar resultados curativos.

Es todo un método bastante fiable con respecto a la confiabilidad interobservadores o intercuidadores, y para ello es importante que el personal de enfermería que maneje el PUSH (Ver Anexo 19)[41] tenga entrenamiento previo para el cuidado de las UPP.

- Longitud x anchura: Medir la longitud mayor y la anchura mayor utilizando una regla en centímetros. Multiplicar las dos medidas para obtener la superficie aproximada en centímetros cuadrados. Heridas cavitadas. Utilizar una regla en centímetros y siempre utilizar el mismo sistema para medir la superficie (largo x ancho).

- Cantidad de exudado: Estimar la cantidad de exudado (drenaje) presente después de retirar el apósito y antes de aplicar cualquier agente tópico a la úlcera. Estimar el exudado como ninguno, ligero, moderado o abundante.

- Tipo de tejido: Se refiere a los tipos de tejidos que están presentes en el lecho de la úlcera. Valorar como 4 si hay algún tipo de tejido necrótico presente. Valorar como 3 si hay algún tipo de esfacelo presente y no hay tejido necrótico. Valorar como 2 si la herida está limpia y contiene tejido de granulación. Una herida superficial que se esté reepitelizando se valorará como 1 cuando la herida esté cerrada valorarla como 0.

  - 4 → Tejido necrótico (Escara seca/húmeda): Tejido oscuro, negro o marrón que se adhiere firmemente al lecho o a los bordes de la herida que puede ser más fuerte o débil que la piel perilesional.
  - 3 → Esfacelos: tejido amarillo o blanco que se adhiere al lecho de la úlcera en bandas de aspecto fibroso, bloques o en forma de tejido blando muciforme adherido.
  - 2 → Tejido de granulación: Tejido rojo o rosáceo con una apariencia granular húmeda y brillante.
  - 1 → Tejido epitelial: En úlceras superficiales nuevo tejido (o piel) rosado o brillante que crece de los bordes de la herida o en islotes en la superficie de la misma.
  - 0 → Cicatrizado/reepitelizado: la herida está completamente cubierta de epitelio (nueva piel).

5.8.2 Fases de la Cicatrización

Es importante conocer el proceso de curación de aquellas lesiones para entender el tratamiento y los principios de la cura húmeda. La cicatrización se divide en tres fases[23,40]:

1. Fase inflamatoria / exudativa. Se inicia en el momento en que se produce la lesión:

   a. Coagulación y hemostasia: Vasoconstricción por liberación de sustancias vasoactivas para evitar pérdida de sangre y formación de tapón en los vasos lesionados formado por los trombocitos que circulan en el plasma.

   b. Inflamación: su objetivo es la eliminación de los agentes nocivos, limpiar el tejido y establecer las condiciones óptimas para los sucesivos procesos proliferativos. Sus signos son: calor, rubor, hinchazón y dolor.

Los vasos que se construyeron en el primer momento se dilatan (vasodilatación) esto produce:

- Rubescencia: intensa irrigación sanguínea en la zona de la herida.
- Aumento de la temperatura por incremento del metabolismo local.
- Edema visible en forma de hinchazón por aumento de plasma sanguíneo.
- Dolor por quedar al descubierto las terminaciones nerviosas.

   c. Fagocitosis

- Se inicia la migración de leucocitos.
- Inicialmente son granulocitos neutrófilos, fagocitan bacterias y liberan enzimas disgregadoras de proteínas que se encargan de eliminar las partes dañadas y sin vitalidad.
- Después entran en acción los macrófagos.

La destrucción del material bacteriano en el interior de las células sólo puede llevarse a cabo con la ayuda de oxígeno, por ello es de gran importancia para la defensa contra las infecciones que la zona de la herida se encuentre provista de suficiente cantidad de O^2.

La migración de aquellos leucocitos se detiene cuando la herida está higienizada, sin embargo, ante una infección, la migración de leucocitos se mantiene en el tiempo.

2. Fase de proliferación o angiogénesis.

   a. Reconstrucción vascular: la curación de la herida no puede progresar sin unos nuevos vasos que garanticen el aporte adecuado. La reconstrucción vascular se inicia desde los vasos intactos que se encuentran en el borde de la herida.

   b. Formación de tejido granular: los fibroblastos forman el nuevo tejido que va a ser el encargado de rellenar la herida. Dura varias semanas.

3. Fase de reconstrucción.

   a. Contracción de la herida: cierre de los bordes desde fuera hacia dentro.

   b. Epitelización: de aquel tejido granular parten las señales quimiotácticas para que se inicie la migración del epitelio desde los bordes de la herida. La migración de las células epiteliales necesitará una superficie húmeda deslizante. Ésta migración no se produce de una manera uniforme, dependerá del estado de granulación de la herida.

c. Remodelación: se produce una reestructuración de las fibras de colágeno para mejorar la resistencia a la tensión. Dura varios años.

5.8.3   Cuidados locales de las UPP

La preparación del lecho de la herida es un concepto dinámico que debe adaptarse a las necesidades de la lesión y al proceso de cicatrización[62]. Existen cuatro componentes en la preparación del lecho de la herida en las lesiones crónicas que fueron descritas por Vincent Falanga en el año 2000. Éstos ofrecen a los profesionales sanitarios un enfoque global del tratamiento de las heridas crónicas. Los cuatro componentes se recogen en un acrónimo denominado TIME. Basado en el trabajo de la Internacional Wound Bed Preparation Advisory Borrad (Junta Consultiva Internacional sobre la preparación del lecho de heridas) [28].

Los términos que se utilizan para describir los cuatro componentes en español son:

1. Control del tejido no viable (T- Tissue).
2. Control de la inflamación y de la infección (I- Infection).
3. Control del exudado (M-Moisture).
4. Estimulación de los bordes epiteliales (E-Edge).

Control del tejido no viable.

La presencia de tejido desvitalizado y/o necrosado constituye un obstáculo para que el proceso de cicatrización se desarrolle de manera adecuada y óptima[42].

La eliminación del tejido desvitalizado y/o necrosado modifica el ambiente de la herida favoreciendo así su curación y esto se lleva a cabo mediante el desbridamiento. Nos referimos al desbridamiento como al conjunto de mecanismos, dirigidos a la retirada de tejidos necróticos, exudados, colecciones serosas o purulentas y/o cuerpos extraños asociados, es decir, todos los tejidos y materiales no viables presentes en el lecho de la herida[42].

Antes de iniciar el procedimiento valoraremos al paciente en su conjunto, teniendo en cuenta su estado de salud, posibilidades de curación, expectativas de vida, problemas y beneficios. Es necesario prestar una consideración especial a pacientes en situación terminal. Existen varios tipos de desbridamiento que no son excluyentes entre sí, su combinación puede hacer más eficaz y rápido el proceso. Seleccionaremos el método más adecuado en base a criterios clínicos. Actualmente, no existen evidencias que demuestren una mayor eficacia de un sistema de desbridamiento frente a otro[43].

DESBRIDAMIENTO CORTANTE / QUIRÚRGICO

- El desbridamiento cortante es el realizado a pie de cama, retirando de forma selectiva el tejido desvitalizado, en diferentes sesiones y hasta el nivel del tejido viable. Se realiza con instrumental estéril y extremando aquellas medidas de asepsia. Se requiere técnica y habilidad[42].

- El desbridamiento quirúrgico se realiza en una sola sesión, en quirófano o sala quirúrgica bajo anestesia, Está indicado ante escaras gruesas, muy adherentes, tejido desvitalizado de lesiones extensas, profundas, de localización especial y con signos de celulitis o sepsis, siendo este último caso considerado como urgente[42].

Para este tipo de desbridamiento es necesario seguir una serie de indicaciones:

- Limpieza de la herida.
- Aplicar antiséptico de acción rápida y amplio espectro antes del procedimiento y esperar al menos 3 minutos para permitir su actuación.
- Aplicar medidas para controlar el dolor, generales o locales[26].
- Desbridar con bisturí y/o tijera estéril por planos, en diferentes sesiones, siempre comenzando por el área central, procurando llegar hasta uno de los bordes de la lesión.
- Posteriormente aplicar antiséptico para disminuir el riesgo de bacteriemias, esperando 3 minutos.
- Limpiar la herida de restos de antiséptico con solución salina (agua bidestilada en caso de utilizar posteriormente productos con plata de liberación directa).
- Si aparece una pequeña hemorragia puede controlarse mediante compresión directa o apósitos hemostáticos. Si no cede será necesaria la sutura del vaso sangrante.
- Si ha aparecido sangrado es aconsejable utilizar un apósito seco las primeras 8-24 horas, combinándolo posteriormente con un apósito húmedo.

El desbridamiento quirúrgico / cortante está contraindicado en úlceras no cicatrizantes por insuficiente aporte vascular[27]. Se deberá tener especial precaución en personas con coagulopatías o tratadas con anticoagulantes. En caso de placas necróticas situadas en talón, que no presenten edema, eritema, fluctuación o drenaje, no es necesario su desbridamiento inmediato, precisando el seguimiento diario de la lesión y controlando la aparición de dichos signos[27,75]. Ésta es una excepción a que toda escara debe de ser desbridada.

DESBRIDAMIENTO QUÍMICO/ENZIMÁTICO

Se utilizan enzimas exógenas (colágenas, esteptoquinasa, etcétera.) que funcionan junto con aquellas enzimas endógenas degradando la fibrina, el colágeno desnaturalizado y la elastina. Existen en el mercado numerosos productos a base de papaína, fibrinolisina, tripsina, etcétera, pero la enzima que se utiliza de forma mayoritaria y que ofrece mejores resultados es la colagenasa bacteriana que procede del Clostridium histolycum[40].

- Pomadas a base de la colagenasa: actúa en una primera fase, destruyendo los puentes de fibras colágenas que mantienen adherido el tejido necrótico al lecho y paredes de la lesión. Existen evidencias científicas que indican que la colagenasa favorece el desbridamiento y el crecimiento del tejido de granulación[29]. Para su administración es necesario:
  - ☐ Limpieza de la herida.
  - ☐ Aplicar en capa fina el preparado sin que sobresalga de la parte a desbridar. En caso de escaras muy duras mejorará su acción el hacer unas incisiones en el centro de la costra, permitiendo que la pomada entre en contacto con el tejido necrótico del interior.
  - ☐ Proteger la piel perilesional con una pasta de zinc o película de poliuretano trasparente.
  - ☐ Si es preciso añadiremos unos productos para mantener la humedad, ya que de esta forma aumenta la actividad enzimática (solución salina líquida o en forma de gel).
  - ☐ No puede asociarse con otros preparados enzimáticos, apósitos sintéticos hidrocoloides, alcohol, ni a metales pesados (mercurio, cromo, yodo, jabones, sales de plata etc.)
- Pomada a base de fibrinolisina: extraída del plasma bovino, degrada la fibrina y otras proteínas plasmáticas a subproductos solubles no reabsorbibles, no actúa sobre el colágeno ni en tejidos sanos.
- Pomada de desoxirribonucleasa: fragmenta el ADN y hace menos adherentes los exudados de la lesión.
- Pomadas a base de tripsina y quimiotripsina.
- Papaína-urea.
- Cadexómero yodado.

(*Ver Anexo 20*)[28]

DESBRIDAMIENTO AUTOLÍTICO

Consiste en la aplicación de productos de una cura húmeda que proporcionen al tejido las condiciones óptimas de temperatura y humedad de manera que se ponga en marcha el proceso natural de autolisis, es decir la autodigestión del tejido desvitalizado por las enzimas, macrófagos y neutrófilos normalmente presentes en los fluidos de la úlcera. Es la forma menos traumática, más indolora y selectiva, ya que no afecta a los tejidos sanos. No requiere habilidades clínicas específicas y es generalmente bien aceptado por el paciente. Presenta una acción más lenta. Puede provocar maceración perilesional. Se puede combinar con los otros tipos de desbridamiento[40].

DESBRIDAMIENTO MECÁNICO

En la actualidad está en desuso ya que son técnicas no selectivas y traumáticas.

<u>Limpieza de las heridas crónicas.</u>

La limpieza de las heridas, es fundamental, aunque con frecuencia no se le da la importancia debida. Con la limpieza, se retiran microorganismos y material necrótico presentes en el lecho de la lesión[40].

LAVADO DE LA HERIDA

Se seguirán las siguientes recomendaciones:

- Limpiar las lesiones inicialmente y en cada cura.
- Utilizar una solución no tóxica, suero fisiológico, agua destilada o agua del grifo potable[45].
- Usar la mínima fuerza mecánica para la limpieza de la lesión, así como para su secado posterior.
- Ejercer una presión de lavado efectivo (entre 1-4 Kg./cm^2) para facilitar el arrastre de los detritos, bacterias y restos de curas anteriores pero, sin capacidad para producir traumatismos en el tejido sano[44, 46].
- La presión de lavado más eficaz es la proporcionada por una jeringuilla de 20-35 ml con una aguja o catéter de 19 mm. de diámetro[44, 46].
- NO se utilizarán en las heridas antisépticos locales (povidona yodada, clorhexidina, agua oxigenada, ácido acético, solución de hipoclorito...), todos son productos de reconocida toxicidad y agresividad con los granulocitos, monocitos, fibroblastos y el tejido de granulación y en algunos casos su uso continuado puede provocar problemas sistémicos por su absorción en el organismo.
- Si el paciente presenta varias lesiones y una tiene signos de infección ésta se limpiará en último lugar.

UTILIZACIÓN DE ANTISÉPTICOS

Antiséptico: producto que se aplica sobre los tejidos vivos con la finalidad de eliminar los microorganismos patógenos o inactivar los virus. No tienen actividad selectiva ya que eliminan todo tipo de gérmenes[47].

Como norma general no deben ser utilizados de manera sistemática en una herida crónica, sólo en algunas situaciones especiales[47]:

- Herida que va a ser sometida a desbridamiento cortante. Por la posibilidad de bacteriemia transitoria durante el proceso de desbridamiento.

- Heridas con infecciones por microorganismos multiresistentes.
- Heridas infectadas. No existen evidencias que justifiquen el uso de antisépticos.
- Heridas sin signos claros de infección local. Tampoco está justificado.

La mayoría de los antisépticos se presentan en soluciones acuosas o alcohólicas, por tanto pueden aumentar el riesgo de maceración y producir irritaciones en la piel y mucosas. No existen evidencias que justifiquen su uso como barrera frente a la infección ni como productos secantes. El uso continuado de algunos antisépticos locales, puede provocar problemas sistémicos. Se recomienda[47]:

- Respetar el tiempo de actuación y concentración indicada por el fabricante.
- Sistemas unidosis.
- Aplicar mediante una gasa para evitar el contacto de la herida con el envase.

Como criterios en la elección de un antiséptico consideramos que deben poseer[47]:

- Amplio espectro de actividad.
- Baja capacidad de generar resistencias.
- No ser toxico para leucocitos, fibroblastos ni queratinocitos.
- No ser irritante.
- Ser efectivo incluso en presencia de pus, exudado y tejido esfacelado.
- No teñir los tejidos.

La propuesta de las directrices de tratamiento de UPP del European Pressure Ulcer Advisory Panel (EPUAP):

"No se deberán utilizar de manera rutinaria antisépticos para limpiar las heridas, aunque se puede considerar su uso cuando la carga bacteriana necesita ser controlada (después de una valoración clínica). De una manera ideal los antisépticos sólo deberían ser utilizados durante un periodo de tiempo limitado hasta que la herida esté limpia y la inflamación del tejido periulceral reducida".

Se deberán sopesar cuidadosamente las ventajas y desventajas de su uso. Las evidencias sugieren que se han de seleccionar antisépticos que sean activos frente a la materia orgánica y que presenten así pocas contraindicaciones. El gluconato de clorhexidina al 0.05 – 1 % es el antiséptico que cumple mejor estos criterios. Otros productos como la Polihexanida han demostrado también su eficacia en la descontaminación de la superficie tisular. Algunos autores han demostrado la mayor eficacia de productos con clorhexidina en la eliminación de cepas del Estafilococo Aureus Metil Resistente (MARSA). (*Ver Anexo 21*)[28]

Las características principales de la clorhexidina son:

- Actúa frente a las bacterias Gram + (SARM) , GRAM – (Pseudomonas), esporas, hongos y virus.
- Inicio de actividad en 15-30 segundos.
- Efecto residual durante 6 horas.
- Activo frente a materia orgánica.
- No es tóxico.
- No se han descrito contraindicaciones.
- A concentraciones superiores al 4% puede dañar el tejido.

Control de la inflamación y de la infección bacteriana.

Todas las lesiones están contaminadas lo cual no quiere decir que estén infectadas[29].

Conceptos básicos acerca del estado de la lesión en relación con los gérmenes:

- Herida contaminada: Presencia de bacterias que no retrasan la cicatrización.
- Herida colonizada: Presencia de bacterias que se multiplican. No retrasan la cicatrización.
- Colonización crítica: Presencia de bacterias que se multiplican. Ocasionan daños locales y retrasan la cicatrización.
- Herida infectada: Las bacterias producen daño tisular y respuesta en el huésped, retrasando la cicatrización. En laboratorio se considera infección a partir de 100.000 UFC aunque depende de la virulencia del germen y de la resistencia del huésped.

El control de la infección se basa principalmente en[29, 40]:

- La higiene de las manos: es uno de los procedimientos esenciales para la prevención de infecciones nosocomiales y la disminución de la diseminación de microorganismos multiresistentes.
- El uso de soluciones hidroalcohólicas nos permite reducir el riesgo de transmisión de infecciones en el ámbito hospitalario.
- Limpieza de manos:
  - ☐ Sucias o contaminadas: lavado de arrastre.
  - ☐ Limpias: Desinfección alcohólica (etilsulfato de Mecetronio) o lavado de arrastre.
- Colocarse guantes para realizar cualquier manipulación de la lesión.
- En pacientes con varias lesiones comenzar por aquella menos contaminada.
- Proteger las lesiones de fuentes externas de contaminación, heces,

orina etcétera.

- Utilizar instrumentos estériles.
- Eliminar los guantes y residuos según la normativa.

En la mayoría de los casos una limpieza y desbridamiento eficaz impide que la colonización bacteriana progrese hacia la infección clínica. No se recomienda la utilización de antibióticos sistémicos en la prevención de la infección, ya que no existen evidencias de su efectividad[27, 48]. El diagnóstico de la infección asociada a UPP, debe ser fundamentalmente clínico. Los síntomas clásicos de infección local de las UPP son:

- Inflamación (eritema, edema, rubor y calor)
- Dolor
- Olor
- Exudado purulento

En ocasiones se pueden encontrar lesiones que no tengan signos claros de infección local pero en las cuales se observa retraso en el crecimiento, aumento de exudado, aumento del dolor etcétera. Estas lesiones son sugestivas de colonización crítica y deben ser tratadas como una infección[27]. Ante la aparición de signos de infección local o indicios de colonización crítica los pasos a seguir serán los siguientes:

- Intensificación de la limpieza y el desbridamiento[44].
- Si transcurrido un plazo entre 2 y 4 semanas, la úlcera no evoluciona favorablemente o continua con signos de infección local, habiendo descartado la presencia de osteomielitis, celulitis o septicemia, deberá ponerse tratamiento durante un periodo máximo de dos semanas entre estas alternativas[29]:
  - ☐ Plata iónica que reduce la carga bacteriana. La plata iónica tiene todo un amplio espectro de actividad (destruye las bacterias, los hongos, los virus y protozoos) (*ver Anexo 22*)[28].
  - ☐ Un antibiótico local con una efectividad contra los microorganismos más frecuentes (sulfadiazina argéntica, ácido fusídico ...)[44].
  - ☐ Si la lesión no responde al tratamiento local, deberán realizarse entonces, cultivos bacterianos, cualitativos y cuantitativos, preferentemente mediante aspiración percutánea con aguja o biopsia tisular (la recogida de exudado mediante frotis detecta solo contaminantes de superficie)[44].
  - ☐ Ante un cultivo positivo más de 100.000 bacterias /gr. de tejido se planteara un tratamiento antibiótico especifico, se reevaluara la paciente y la lesión.
  - ☐ El tratamiento antibiótico a un nivel sistémico será bajo

prescripción médica.

▢ No se usarán apósitos oclusivos (que no permitan el intercambio gaseoso).

▢ No existen evidencias que justifiquen aquella utilización sistemática de antisépticos tópicos en heridas infectadas.

▢ Se aconseja hacer un balance entre posibles beneficios y riesgos ya que no disminuyen significativamente el nivel de bacterias, sin embargo se ha demostrado que tienen efectos tóxicos en las células que se están regenerando[40, 32].

El uso de apósitos que contienen plata en el tratamiento de las heridas crónicas es cada vez más frecuente, y tienen una eficacia antimicrobiana mayor que el nitrato de plata o la sulfadiazina argéntica[48].

Una infección local sin control puede llevarnos a situaciones mucho más complejas y graves como por ejemplo una osteomielitis, una celulitis o una sepsis. Los microorganismos más frecuentes en las lesiones cutáneas infectadas son[40]:

- En el centro de la lesión Staphylococcus áureas, pseudomona aeruginosa, proteus, enterococos y levaduras.
- En la piel perilesional son los Estreptococos betahemolíticos, Estafilococos y enterococos.

La correcta toma de muestras nos va a ayudar en el diagnóstico de la infección[40]:

- Frotis de la lesión mediante hisopo o escobillón estéril: esta técnica detecta únicamente gérmenes de superficie, es decir, nos impide detectar flora anaerobia que suele ser la responsable de la infección. Así mismo, no permite obtener una información cualitativa, sólo cuantitativa. Procedimiento:

  ▢ Material: el suero fisiológico y torundas con medio de transporte tipo Stuart – Amies.

  ▢ Retirar el apósito que recubre la lesión, si procede.

  ▢ Si fuera preciso realizar desbridamiento quirúrgico.

  ▢ Limpiar la herida con suero fisiológico estéril antes de proceder a la toma de la muestra.

  ▢ Rechazar el pus para el cultivo, tomar la muestra de la parte más limpia.

  ▢ No se frotará la lesión con fuerza.

  ▢ Se utilizará un hisopo estéril.

  ▢ Girar el hisopo sobre los dedos realizando movimientos rotatorios de izquierda a derecha y de derecha a izquierda.

  ▢ Se recorrerá con el hisopo los extremos de la herida en sentido descendente (agujas del reloj), abarcando diez puntos distintos en los bordes de la herida.

- Colocar la torunda del hisopo dentro del tubo que contiene el medio de transporte.
- Biopsia tisular. Procedimiento de alta efectividad diagnóstica. Se tomarán muestras de tejido por escisión quirúrgica de zonas que manifiesten signos de infección.
- Aspiración percutánea. Procedimiento:
  - Material: gasas estériles, Povidona yodada el 10%, jeringa estéril, aguja IM (0,8x40) medio de trasporte para bacterias aerobias-anaerobias.
  - La punción se realiza a través de la piel integra de la piel perilesional, seleccionando el lado de la lesión con mayor presencia de tejido de granulación o ausencia de esfacelos.
  - Limpiar de forma concéntrica la zona de punción con alcohol etílico.
  - Desinfectar la piel perilesional con Povidona yodada.
  - Dejar secar durante unos tres minutos permitiendo que la povidona ejerza su acción antiséptica.
  - Realizar una punción-aspiración con la jeringa y aguja manteniendo una inclinación aproximada de 45° y aproximándose al nivel de la pared de la lesión. El volumen óptimo de aspirado se establece entre 1 y 5 ml.
  - En procesos no supurativos, preparar la jeringa con 0,5 ml de suero fisiológico o agua estéril y aspirar. Es importante anotar en la petición la cantidad de líquido añadido para facilitar el contaje posterior.
  - Desinfectar la superficie de goma del medio con Povidona yodada al 10 % dejando secar al menos un minuto.
  - Introducir el contenido en un vial con medio de transporte para muestras líquidas de gérmenes aerobios y anaerobios.
  - Resguardar estos viales de la luz y manténgase a una temperatura entre 2 y 25°.

Los biofilms microbianos se definen como unas comunidades de microorganismos que crecen adheridos a una superficie inerte o un tejido vivo y embebidos en una matriz extracelular de exopolisacáridos que ellos mismos han sintetizado. El componente mayoritario del biofilm es el agua, que puede representar hasta un 97% del contenido total. En menor cantidad se encuentran otras macromoléculas como proteínas, DNA y productos diversos procedentes de la lisis de las bacterias[49].

La etapa inicial del proceso de formación del biofilm es la adherencia sobre la superficie. Una vez que la bacteria se ha adherido a la superficie, comienza a dividirse y las células hijas se extienden alrededor del sitio de unión, formando una microcolonia similar a como ocurre durante el proceso de formación de colonias en placas de agar. En una etapa posterior, la bacteria comienza a secretar un exopolisacárido que constituye la matriz del biofilm y forma unas estructuras entre las cuales se observa la presencia de canales. La composición del exopolisacárido es diferente en cada bacteria. Finalmente, algunas bacterias de la matriz del biofilm se liberan del mismo para poder colonizar nuevas superficies cerrando el proceso de desarrollo de la formación del biofilm[50].

Mientras que las infecciones agudas pueden ser eliminadas tras un breve tratamiento antibiótico, las infecciones por un biofilm normalmente no consiguen ser completamente eliminadas y producen episodios recurrentes. Esto se debe a que las bacterias del biofilm pueden ser hasta 1000 veces más resistentes a los antibióticos. Las concentraciones de aquellos antimicrobianos necesarios para inhibir las biopelículas bacterianas pueden ser de hasta 10 a 1000 veces superiores a las necesarias para inhibir la bacteria en estado libre. Para lograr eliminar exitosamente los biofilms no sólo se requieren estrategias que intenten eliminarlos sino necesitamos también sistemas que interfieran en la formación de éstos. El desbridamiento facilita la eliminación de desechos, promueve la formación de tejido de granulación y permite el cierre definitivo de la herida. En cuanto a los antibióticos, decir, que la característica que mejor distingue las infecciones crónicas relacionadas con biofilms de las infecciones agudas es su respuesta a tratamientos antibióticos. Las infecciones por biofilms normalmente no consiguen ser completamente eliminadas y producen episodios recurrentes. La explicación más intuitiva para la pobre eficacia de los antibióticos contra las bacterias en biofilm es la incapacidad del antibiótico para penetrar en el biofilm a través de la matriz exopolisacarídica. Aunque en principio todos los antibióticos ensayados son capaces de penetrar hasta el interior del biofilm en unas horas y alcanzar concentraciones bactericidada para las formas planctónicas. Un problema adicional de la práctica clínica relacionado con la resistencia de los biofilms a los antimicrobianos es la ausencia de métodos estandarizados de uso rutinario para determinar la sensibilidad de las bacterias de un biofilm a los antimicrobianos, por lo que resulta difícil la elección del antibiótico más adecuado. Existen varias opciones:

- Antibiopelículas: De dos tipos:
  - ☐ Enzimas que hidrolizan el exopolisacárido (dispergia, alginasa, depolimerasa)
  - ☐ Sustancias que interfieren en la formación del exopolisacárido (xilitol, galio, lactoferrina, deferoxamina y EDTA).
- Biocidas: La aplicación de plata iónica ayuda al manejo de la carga microbiana en heridas infectadas, y preferiblemente, previenen y rompen la formación de biopelículas. El cadexómero iodado ofrece

un efecto antibacteriano de amplio espectro contra Pseudomona y Staphylococcus aureus, e incluso, contra cepas resistentes a la meticilina. Otros productos biocidas como la polihexametileno biguanida (PHMB) también puede actuar de forma efectiva frente al biofilm[50].

<u>Control del exudado.</u>

Con frecuencia se tiene el concepto erróneo de que el exudado en las heridas es signo de una situación perjudicial. En realidad se sabe que el exudado ayuda en la cicatrización a[28]:

- Evitar que se seque el lecho de la herida.
- La migración de las células reparadoras de tejidos.
- Aportar nutrientes esenciales para el metabolismo celular.
- Permitir la difusión de factores inmunitarios y de crecimiento.
- Separar el tejido desvitalizado o lesionado (autólisis).

No obstante, el exudado puede convertirse en un problema para el paciente / cuidador cuando la cantidad producida y/o su composición impiden la cicatrización, por lo que nuestro objetivo será mantener unos niveles de humedad óptimos en la herida[28].

Deberemos observar las características del exudado:

- Exudado seroso: es de color claro – ambarino, con frecuencia se considera no perjudicial.
- Exudado purulento: exudado de aspecto "cremoso", puede indicar la presencia de infección por contener leucocitos y bacterias.
- Exudado sanguinolento o hemorrágico: de color rosado o rojizo debido a la presencia de eritrocitos, indica lesión capilar.
- Exudado verdoso; puede ser indicativo de infección bacteriana (Pseudomonas aeruginosa).
- Exudado amarillento o marronoso. Puede deberse a la presencia de esfacelos en la herida o material procedente de una fístula entérica o urinaria.
- Exudado gris – azulado: puede relacionarse con el uso de apósitos que contienen plata.

La utilización de apósitos para cura húmeda representa la principal opción para manejar el exudado *(ver Anexo 23)*[28]. La cura en ambiente húmedo ha demostrado mayor efectividad clínica y rentabilidad que la cura tradicional. No existe un único apósito que sea apropiado para todos los tipos de lesiones, por lo que es muy importante conocer las características tanto de las lesiones a tratar como de los distintos tipos de productos para poder elegir el más apropiado en cada caso. Como norma se elegirá un apósito que mantenga el lecho de la úlcera continuamente húmedo y la piel intacta circundante seca[28].

Los requisitos que debe cumplir un apósito según los 7 criterios que enunció Turner en 1991 y también algunos que se han ido añadiendo posteriormente[40]:

- Absorción del exudado: El apósito debería absorber el exceso de exudado, pero sin secar nunca el lecho de la herida. Esta absorción debería ser selectiva para las moléculas de agua, respetando las enzimas, los factores de crecimiento y las demás sustancias que intervienen en el proceso de cicatrización y que se encuentran presentes en el exudado.
- Mantendrá el grado de la humedad de la herida.
- Permitirá el intercambio gaseoso (oxígeno y vapor de agua).
- Mantendrá la temperatura: será la más parecida a la corporal.
- Reducirá el dolor de la herida.
- No dejar residuos en la herida o que sean fáciles de eliminar.
- Ofrecerá protección mecánica.
- Actuará de barrera antibacteriana.
- Será compatible con tratamientos coadyuvantes.
- No afectará a la piel circundante.
- Permitirá cambios no traumáticos: no deberá adherirse al lecho de la úlcera, ni producir erosiones cuando se retire.
- Deberá ser cómodo.
- No producirá malos olores.
- No será tóxico, alérgico, ni sensibilizante.
- Requerirá pocos cambios: cuanto más tiempo pueda permanecer el apósito en la herida manteniendo sus propiedades, será más efectivo para la evolución de la herida.
- Que su coste – efectividad sea adecuado.

No hay diferencia en la efectividad clínica de un producto de cura húmeda frente a otro *(ver Anexo 23)*[28].

Estimulación de los bordes epiteliales.

Es preciso que los epitelios de los bordes se encuentren intactos, funcionales, libres de restos de materiales de cura y de tejido no viable, así como húmedos para que se produzca la migración de las células necesaria para la cicatrización. Las causas por las que los bordes epiteliales no se mantienen en buen estado pueden ser muchas y variadas. Entre ellas podemos encontrar la hipoxia, la infección, la agresión por parte del apósito, el exceso de humedad, etcétera[28].

- Exudado y perilesión. Es importantísimo mantener el exudado adecuado para que la lesión evolucione hacia su resolución. Para ello son fundamentales los apósitos basados en la cura húmeda. Podemos encontrar heridas cuyo exudado es muy abundante. El resultado de esta situación no es otro que la inhibición de la cicatrización y la maceración de la piel perilesional, haciendo que las células del borde de la lesión no se encuentren en condiciones para favorecer su acercamiento. En el lado contrario, podemos encontrar heridas excesivamente secas, en las que se produce una deshidratación tanto de las células del lecho de la lesión como de los bordes, retrasando la cicatrización.

- Infección y perilesión. En muchas ocasiones, es en la región perilesional de una lesión donde vamos a encontrar los primeros signos de infección de una lesión. Según algunos expertos son determinantes para diagnosticar una infección, el dolor, el edema y el eritema en la perilesión. Además de estos signos existen otras variables, como son: enlentecimiento o estancamiento de la cicatrización, exudado seroso y/o purulento con aumento del mismo, esfacelos, mal olor y tejido de granulación más pálido y sangrante.

- Uso de antiséptico en la perilesión. Existen numerosas reseñas bibliográficas, basadas en la evidencia científica, que desaconsejan el uso de los antisépticos en las lesiones por su poder citotóxico, alterando la multiplicación de los fibroblastos. Además, son irritantes para la piel, o incluso pueden llegar a macerarla. Según el documento número VIII de GNEAUPP, sólo es correcto el uso de un antiséptico en la perilesión cuando se vayan a realizar procedimientos como el desbridamiento cortante, donde existe un pico de bacteriemia o cuando se vayan a efectuar recogidas de muestras microbiológicas por aspiración percutánea o mediante biopsias de tejido.

- Cuidados de la piel perilesional. Si la piel esta íntegra se aconseja mantenerla limpia (se puede lavar con un jabón neutro y agua tibia), secar de forma suave e hidratarla con cremas hidronutritivas y aceites. Para prevenir la maceración de la piel por el contacto con el exudado se puede usar protectores barrera no irritante como: cremas de óxido de zinc o películas protectoras.

5.9 ÚLCERAS NEOPLÁSICAS

Las úlceras neoplásicas o tumorales suponen un apartado específico dentro del conjunto de las úlceras, por una serie de características tanto de la propia úlcera como de los enfermos que las padecen, que las hacen especiales[51].

Se definen como aquellas que no curan en tres meses y generalmente presentan bordes irregulares e indurados, abundante tejido de granulación, con frecuencia son muy dolorosas y producen abundante exudado[51].

En general podríamos diferenciar varios tipos de úlceras tumorales en función de la causa que las produce, es decir[51]:

- Úlceras neoplásicas per sé: aquellas en que es la úlcera el propio proceso neoplásico. Valga ejemplo por su mayor frecuencia es el carcinoma basocelular o el espinocelular.

- Úlceras neoplásicas secundarias a los tratamientos locales de los tumores: aquellas que aparecen tras la cirugía en el lecho de extirpación o en las zonas sometidas a radioterapia.

- Úlceras neoplásicas secundarias a recidiva de tumores extirpados o por metástasis.

En su mayoría, la población que sufre este tipo de úlceras tiene una idiosincrasia específica debido al proceso de la enfermedad que padecen, por lo tanto, aunque a la hora de realizar el tratamiento de estas úlceras sigamos las directrices generales del tratamiento de las heridas crónicas tenemos que abordar al paciente desde el punto de vista de los enfermos oncológicos y más si cabe si el enfermo se encuentra en situación de cuidados paliativos[51].

Son lesiones que requieren más un control de la sintomatología que no la búsqueda de la curación de la lesión. Por tanto el tratamiento va encaminado al control del dolor, aumentar el bienestar del paciente disminuyendo el número de curas, controlar el exudado, controlar el olor, prevenir la sobreinfección y simplificar el método de cura para que pueda realizarlo sin problemas el cuidador del enfermo[51].

6 CUIDADOS

Los cuidados enfermeros se hacen visibles a través de las acciones que conllevan la satisfacción de necesidades. El término utilizado como necesidad no es sinónimo de carencia sino de requisito, entendido como meta fundamental para mantener la integridad física, psicológica y social que le permite su desarrollo y crecimiento. La valoración de las acciones de cuidado a sí mismo o de un cuidador hacia una persona con pérdida de autonomía, desde aquella estructura que propone el modelo de Virginia Henderson, nos servirá para establecer juicios profesionales de estado de independencia y estado de dependencia. Estado de independencia está definido por el nivel adecuado de capacidades desarrollado por la persona, o en su defecto por el cuidador, que le lleva a realizar actividades de cuidado correctas para satisfacer las necesidades de acuerdo a su etapa de desarrollo, edad y situación de salud. Por otro lado, está el juicio de estado de dependencia. Éste viene determinado por la manifestación de la persona de ausencia de acciones o realización de acciones incorrectas, en un grado insuficiente que condicionan así, la satisfacción de las necesidades fundamentales[52].

Las manifestaciones de dependencia e independencia en la satisfacción de la necesidad de moverse y mantener posturas adecuadas son:

☐ Manifestaciones de independencia:
- Alineación correcta.
- Tolerancia a la actividad.
- Movilidad articular.

☐ Manifestaciones de dependencia.(Entre otros)
- Inmovilidad física.
- Intolerancia a la actividad.
- Estilo de vida sedentario.

- Limitación de la amplitud de movimientos.
- Reducción de la habilidad motora
- Problemas de equilibrio.

Cuidados básicos en la necesidad de moverse y mantener posturas adecuadas son:

- Actividades de promoción de la salud: Fomentar un plan de ejercicio regular diseñado con la persona. Debe ser aeróbico, de 3 a 5 veces a la semana y durar 45 min. Debería incluir ejercicios de estiramiento y flexibilidad con movimientos de amplitud articular que estiren todos los grupos musculares y articulaciones.
- Mantener alineamiento adecuado.
- Prevenir complicaciones de la inactividad.
- Mejorar el uso de la mecánica corporal en el trabajo y en la vida diaria.
- Prevenir lesiones.

La movilidad es vital para la autonomía, solemos definir nuestra salud y forma física por nuestra actividad ya que el bienestar mental y la eficacia del funcionamiento corporal dependen en gran medida de nuestro estado de movilidad[53].

6.1. CONTINUIDAD DE LOS CUIDADOS DESPUÉS DE LA PÉRDIDA DE MOVILIDAD.

Desde el punto de vista de la gestión de la calidad total, y en concreto de la calidad de los cuidados de enfermería, se incide de forma importante en la necesidad de que exista una adecuada y eficaz interrelación entre niveles asistenciales para favorecer la atención integral de los pacientes, pero la complejidad cada vez mayor de los diferentes niveles de asistencia puede dificultar la adecuada comunicación entre ellos. La continuidad de cuidados como premisa fundamental de la integridad de la atención a prestar por los profesionales de enfermería se hace necesario desarrollar proyectos de interrelación entre los diferentes niveles que favorezcan la comunicación, fomenten el trabajo multidisciplinar y un mejor conocimiento mutuo del funcionamiento de las instituciones. La coordinación de cuidados entre los diferentes niveles de atención que tiene como objetivo llevar a cabo la interrelación efectiva entre los servicios de enfermería y de trabajo social de atención primaria (AP) y de atención hospitalaria (AH), para potenciar la continuidad de cuidados, la eficiencia del sistema y la satisfacción de pacientes y profesionales de la zona[54].

Queda demostrado que la informatización de los cuidados de enfermería y de los informes de enfermería al alta, es una herramienta que nos permite conocer y valorar de forma eficaz la planificación y ejecución de los cuidados de enfermería necesarios en el paciente, tanto a lo largo de su hospitalización como en el momento del alta. Se detecta que el trabajo en equipo desarrollado por ambos niveles asistenciales facilita la comunicación entre los profesionales de enfermería de los distintos niveles de atención mediante el informe de enfermería al alta, asegura la continuidad de los cuidados previamente consensuados por todo el equipo, aumenta el conocimiento del funcionamiento de ambos niveles optimizando los recursos, aumenta la calidad asistencial, satisface las necesidades del paciente y sus expectativas y mejora la percepción del ciudadano del cuidado enfermero[54].

Al trabajar con un lenguaje común en cuanto al plan de atención de enfermería y la utilización de aquellos diagnósticos de enfermería con la taxonomía NANDA, facilita y agiliza el consenso entre los dos niveles asistenciales. Se detectan problemas a la hora de recibir información preingreso por parte de AP, ya que en la mayor parte de las ocasiones las enfermeras de la AP no llegan a conocer a tiempo el posible ingreso hospitalario del paciente, a pesar de disponer de un plan de cuidados estandarizado los diagnósticos de enfermería que en él se recogen, no se planifican en la realidad en la totalidad de los casos. Este es un motivo de revisión y ajuste de los diagnósticos contenidos en el plan estandarizado. Asimismo, se considera necesario continuar evaluando la detección de diagnósticos y sus niveles de resolución, a la vez que se miden otros parámetros que nos permitan conocer y en consecuencia mejorar la planificación de cuidados. Se evidencian que el número de diagnósticos de enfermería que se resuelven en el paciente antes del alta no es muy elevado, lo que corrobora la necesidad de establecer circuitos de coordinación entre niveles asistenciales para potenciar la continuidad de cuidados. Se observa que existen diagnósticos enfermeros, que sistemáticamente quedan sin resolver antes del alta, siendo precisamente éstos los que suponen más carga de trabajo; en unos casos para el cuidador informal del domicilio del paciente (incontinencias, déficit de autocuidados: alimentación, vestido-arreglo personal, actividades recreativas), en otros para la enfermera de AP (dolor, riesgo de integridad de la piel, déficit de conocimientos), lo que puede llegar a suponer una carga importante de trabajo en el desarrollo de la actividad de enfermería de AP. Muchos de los diagnósticos que no se resuelven tienen que ver con acciones de enfermería relacionadas con la educación sanitaria, este dato refuerza la idea de la necesidad de comenzar con los programas de educación sanitaria en las unidades de hospitalización. Los escasos días de estancia de los pacientes en aquellas unidades de hospitalización y la tendencia a seguir disminuyendo la estancia media en los hospitales, hacen que sea necesario preparar el alta de los pacientes desde su ingreso, motivo por el cual en la planificación de los cuidados habrá que tener en cuenta el adelantar los procesos de educación sanitaria a familiares para intentar solventar estos problemas antes del alta, la mayoría de los diagnósticos están relacionados con el deterioro de la movilidad física. Entre los diagnósticos de enfermería que no son resueltos antes del alta, llama la atención que el dolor sea uno, dado que no existe de manera permanente instaurado un procedimiento de valoración sistemática del dolor, este dato sirve para priorizar el desarrollo y puesta en marcha de un programa que mejore esta área de cuidados[54].

6.1.1 Paciente Encamado

La capacidad de movilización es un indicador del nivel de salud del paciente y de su calidad de vida, ya que determina su independencia. Sctott y Campbell señalan la elevada prevalencia de situaciones de deficiente movilidad en las unidades de hospitalización tanto agudas como crónicas. Jiménez Herrero aporta datos que sugieren diferencias en la incidencia de inmovilidad y las relaciona de forma directa con la calidad asistencial y de los cuidados que se aplican en los diferentes centros. La actuación ante estos pacientes debe ser integral. Se individualizará un plan de cuidados estándar, para determinar en cada caso los problemas o diagnósticos de enfermería que presente el paciente. El plan de cuidados está orientado a mejorar o mantener el estado de salud y a prevenir las complicaciones propias del encamamiento muy prolongado. La aparición de estas complicaciones dependerá del grado de inmovilidad, del tiempo que lleve encamado y de la patología de base que presente el paciente así como de su estado general. Los diferentes efectos adversos de la inmovilidad en los diferentes sistemas corporales y psicosociales son[55]:

- Cardíaco:
  - ☐ Disminución del rendimiento miocárdico.
  - ☐ Disminución de la frecuencia cardiaca.
- Circulatorio:
  - ☐ Trombosis venosa.
  - ☐ Retorno venoso disminuido.
  - ☐ Edema dependiente.
- Respiratorio:
  - ☐ Estasis de secreciones.
  - ☐ Respiraciones lentas y superficiales.
- Músculo esquelético:
  - ☐ Atrofia muscular.
  - ☐ Acortamiento de la fibra muscular (contractura).
  - ☐ Disminución de la fuerza y tono muscular.
  - ☐ Osteoporosis.
  - ☐ Degeneración articular.
- Endocrino:
  - ☐ Anorexia.

☐ Hipercalcemia.

☐ Obesidad.

* Gastrointestinal:

    ☐ Estreñimiento.

* Genitourinario:

    ☐ Estasis unitaria.

    ☐ Cálculos urinarios.

    ☐ Retención urinaria.

* Piel:

    ☐ Disminución de la circulación capilar.

* Neurosensorial:

    ☐ Lesión nerviosa (presión y bajo aporte sanguíneo).

* Psicológicos:

    ☐ Tensión emocional.

    ☐ Cambio negativo en el concepto de sí mismo.

    ☐ Temor, indefensión.

    ☐ Enfado.

* Aprendizaje:

    ☐ Disminución de la motivación, de la capacidad de retención, atención y transmisión de un mensaje.

* Relación social:

    ☐ Cambio en los roles.

    ☐ Aislamiento social.

Los objetivos generales de la enfermera serán, fomentar actividades para el aumento del nivel de movilidad del paciente. Prevenir la aparición de complicaciones propias de un déficit de movilidad debido a la situación de encamamiento prolongado. Educar a la familia o cuidador principal en el manejo del plan de cuidados para aumentar el nivel de movilidad y prevenir complicaciones[55].

El plan de cuidados estándar se aplicará a todos aquellos pacientes que presenten el síndrome de inmovilidad y requieran un encamamiento prolongado sea cuál sea la patología de base, cuya puntuación en la escala de capacidad funcional de la OMS sea ≥ 3. Se considera paciente encamado prolongado a partir de las 72 horas continuas con un déficit de movilidad que hace que tenga que estar en la cama. 3 = Sólo puede cuidarse en parte. Permanece encamado durante más del 50% de las horas de vigilia. 4 = Totalmente inválido e incapaz de cuidarse. Encamado por completo[55].

Valoración estandarizada al ingreso:

* Respiración:

    ☐ Dependiente: retención de secreciones, disminución de la ventilación, infecciones respiratorias…

- Alimentación:
  - ☐ Dependiente: déficit de un autocuidado en la alimentación, inapetencia, deshidratación.
- Eliminación:
  - ☐ Dependiente: estreñimiento, déficit de autocuidado uso del WC, retención urinaria, incontinencia fecal y urinaria, infecciones urinarias…
- Descanso:
  - ☐ Dependiente: insomnio, ansiedad, depresión, alteración del ritmo de sueño habitual del paciente.
- Higiene personal:
  - ☐ Dependiente: déficit de autocuidado en la higiene y vestido.
- Movilidad:
  - ☐ Dependiente: limitación del movimiento parcial o total.
- Seguridad:
  - ☐ Dependencia: por hipotensión ortostática, trastorno de la movilidad física, alteraciones del estado mental, confusión aguda, uso de dispositivos de ayuda para la movilidad, medicación...
- Estado de consciencia: confuso, obnubilado, consciente… Riesgo de caídas elevado que precisa elementos de seguridad. Estatus funcional: La puntuación será de 3-4. 3 = Sólo puede cuidarse en parte. Permanece encamado durante más del 50% de las horas de vigilia. 4= Totalmente inválido e incapaz de cuidarse. Encamado por completo.
- Estado piel y mucosas:
  - ☐ Independencia.
  - ☐ Dependencia: por eritemas cutáneos, úlceras por presión, deshidratación cutánea…
- Riesgo UPP: Valoración del riesgo de úlcera por presión a través de la escala de Norton Modificada:
  - ☐ Puntuación ≤ 16: riesgo moderado de UPP
  - ☐ Puntuación ≤ 12: riesgo alto de UPP
- Capacidad sensorial:
  - ☐ Independencia.
  - ☐ Dependencia: déficit auditivos, visuales, táctiles y sensoriales.
- Aspectos psicológicos y sociales: Ansiedad, depresión, déficit de actividades recreativas, etcétera.

Los diagnósticos de enfermería identificados en el paciente en situación de encamado prolongado, trascienden en estos requisitos de autocuidado universal:

- Respiración. Riesgo de limpieza ineficaz de las vías aéreas r/c encamamiento prolongado.
- Alimentación. Desequilibrio nutricional por defecto r/c inapetencia debida al encamamiento prolongado.
- Eliminación. Riesgo de estreñimiento r/c inmovilidad. Retención urinaria r/c vaciado vesical incompleto, en posición incómoda... Incontinencia urinaria r/c disminución tono muscular vesical y del esfínter.
- Movilidad. Intolerancia a la actividad r/c aquel encamamiento prolongado, debilidad muscular, edad avanzada. Deterioro de la movilidad física r/c deterioro progresivo de la enfermedad, edad avanzada, las alteraciones preceptúales y sensoriales, el dolor, depresión...
- Descanso. Deterioro del patrón del sueño r/c la inactividad, encamamiento prolongado.
- Aislamiento e interacción social. Déficit de actividades recreativas r/c hospitalización prolongada y encamamiento. Riesgo de baja autoestima situacional r/c la situación de un encamamiento prolongado.
- Prevención accidentes. Riesgo de deterioro de la integridad tisular r/c movilidad limitada e irritantes mecánicos. Riesgo de infección (urinaria, respiratoria...) r/c la situación de encamamiento y estancia hospitalaria. Riesgo de lesión r/c alteración en el estado mental, edad superior a 65 años, medicación, hipotensión ortostática...

Como resumen de cuidados generales encontramos:

- Riesgo de limpieza ineficaz de las vías aéreas.
    - Hidratación.
    - Administración de oxígeno prescrito.
    - Fisioterapia respiratoria.
    - Aspiración de secreciones.
- Desequilibrio nutricional por defecto.
    - Administración de la dieta apropiada según las necesidades energéticas del paciente.
    - Pesar al paciente.
    - Vigilar ingesta.
    - Observar la presencia de náuseas/vómitos.
- Riesgo de estreñimiento.
    - Dieta rica en fibras, verduras y frutas.
    - Adaptación horaria.
    - Intimidad para la defecación.

- Control de defecaciones.
- Administración de laxantes, si procede.
- Retención urinaria.
  - Evitar sondaje vesical permanente.
  - Vigilancia de diuresis.
  - Restringir líquidos, si procede.
- Incontinencia urinaria.
  - Evitar sondaje vesical.
  - Adaptación horaria.
  - Higiene del paciente siempre que sea preciso.
  - Ejercicios de Kegel.
- Deterioro patrón sueño.
  - Cuidados para favorecer el descanso del paciente.
  - Disminuir la ansiedad, temor…
  - Expresión de sentimientos.
  - Ambiente agradable y tranquilo.
- Déficit de actividades recreativas.
  - Facilitar las visitas.
  - Informar al paciente de los recursos recreativos disponibles en el hospital.
- Intolerancia a la actividad.
  - Ayuda en los autocuidados:
    - Higiene del paciente.
    - Ayuda en la alimentación.
    - Ayuda en el vestir.
    - Ayuda en la eliminación.
    - Manejo de la energía.
- Deterioro de la movilidad física.
  - Cambios posturales.
  - Fomento de la deambulación y ejercicios pasivos.
  - Ejercicios para pacientes encamados.
  - Movilización articular activa y pasiva.
  - Posiciones funcionales durante el reposo en cama.
- Riesgo de deterioro de la integridad tisular.
  - Valoración del riesgo de úlcera por presión.
  - Cambios posturales.
  - Higiene e hidratación de la piel.
  - Cama limpia y seca.
  - Alimentación equilibrada.
  - Vigilancia continúa.

- Actuación de enfermería en la prevención de las úlceras por presión.
- Riesgo de infección.
  - Precauciones estándar.
  - Prevención de infecciones.
  - Valoración temperatura corporal.
- Riesgo de lesión.
  - Actuación en la prevención de las caídas.
  - Monitorización continúa.
  - Vigilancia del nivel de conciencia.
  - Aplicar medidas de sujeción, si procede.
  - Actuación de enfermería en la prevención de caídas.
- Riesgo de baja autoestima situacional.
  - Potenciación de la autoestima.
  - Aumentar el afrontamiento.

La movilidad es un componente esencial en la vida del hombre. Gran parte de nuestras funciones vitales (respiración, eliminación…) precisan de esta actividad para realizarse de una forma satisfactoria. Las enfermeras denominamos síndrome de desuso al conjunto de riesgos que engendra la inmovilidad. Éstos y la incapacidad para el autocuidado, constituyen los problemas básicos del paciente encamado[55].

6.1.2 Paciente con Movilidad Reducida

Las personas de movilidad reducida (PMR) son aquellas que tienen permanente o temporalmente limitada la capacidad de moverse sin ayuda externa. La forma óptima de ayudar al paciente en la realización de las actividades de su vida diaria es favoreciendo las capacidades que mantenga el paciente e interviniendo cuando llegue al límite funcional de su capacidad músculo – esquelética. De esta forma, buscamos la máxima autonomía por parte de la persona con movilidad reducida, cuando las limitaciones del paciente requieren la intervención del cuidador con el empleo de técnicas manuales de movilización, éstas se pueden obtener de diferentes principios (como los de P.R. Davis), de escuelas como la de Paul Dotte (Método Manual de Movilización de Pacientes) o elementos de terapias o conceptos diversos (como el Concepto Bobath o la Kinaesthetics). El conocimiento de todas estas técnicas, permitirá favorecer la correcta movilización de cada uno de los pacientes con sus características y limitaciones concretas[56].

Diferencia entre movilización y transferencia.

Es la diferencia entre una movilización y una transferencia, así como el riesgo o esfuerzo que supone cada una de estas actividades al llevarlas a cabo[57].

- Movilización: movimiento que se realiza sobre una misma superficie implicando cambios de posición o de situación, por ejemplo: girarse en la cama. Pueden ser de dos tipos:

🞏 Activas: son aquellas que puede realizar el paciente por sí mismo, bajo la supervisión de un profesional sanitario. En ella se mueven tanto las articulaciones como grupos musculares o zonas corporales. Para su realización pueden emplearse distintos dispositivos, tales como pesas, poleas, etc.

🞏 Pasivas: en este caso las movilizaciones son realizadas por el profesional en los distintos segmentos corporales. Se aplican en pacientes que no pueden realizar esfuerzo.

• Transferencia: movimiento que se realizan de una superficie a otra. Se considera que conlleva más riesgo en su ejecución ya que implica un cambio de plano y de superficie de apoyo y porque existe un momento en el que paciente y profesional se encuentran sin apoyo lo que puede dar lugar a una lesión más grave como es la caída accidental del paciente al suelo; de ahí la importancia de una adecuada adaptación del medio en que éstas tienen lugar.

Principios básicos para la movilización y transferencia de pacientes.

Es necesario tener en consideración una serie de principios básicos[57]:

1. Adaptar el medio.

Si en el entorno de trabajo se realizan los cambios necesarios que hagan posible determinados desplazamientos, transferencias y movilizaciones se estará mejorando la situación global del paciente, ya que podrá desplazarse y desenvolverse con autonomía. Del mismo modo, se mejora la situación de la persona que atiende al paciente, para que pueda manejarlo y realizar los distintos cuidados y movilizaciones empleando el mínimo esfuerzo posible, reduciendo así la probabilidad de lesionarse o dañar al paciente[57].

2. Colaboración del paciente.

Si el grado de dependencia o patología lo permite hay que hacer que el paciente participe activamente, permitiéndole explotar las capacidades de movimiento que aún posea[57].

3. Orientar al paciente.

Una de aquellas complicaciones asociadas a la inmovilidad es la desorientación, los motivos son muy variados y una parte de ellos podemos evitarlos mediante tres medidas[57]:

• Comenzar cualquier manejo del paciente pidiéndole que mire o girándole la cabeza, en la dirección en la que se le va girar o desplazar. El motivo es muy sencillo, siempre que nos movemos la cabeza nos indica la dirección en la que lo hacemos, acompañando al resto del cuerpo y guiándole cuando se cambia el sentido, la dirección, o el plano en el que tiene lugar el movimiento.

• Emplear términos concretos y comunes a ambas personas, y no usar palabras que pueden resultar abstractas como son derecha, izquierda si la lateralidad no está bien definida… que pueden resultar más difíciles de entender. Las referencias concretas más adecuadas son aquellas que se encuentran en la habitación, por ejemplo: gire hacia la puerta, mire a la ventana, etc.

- Movilizar al paciente de forma que se desplace sobre una superficie de apoyo, ya que todos estos movimientos aportarán al paciente información sensorial y por lo tanto le ayudarán en la orientación espacial.

4. Emplear un único cuidador
   - Hará posible realizar el trabajo cuando no hay más que una persona disponible, ya que no siempre se cuenta con dos o más profesionales.
   - La información mediada será más clara para el paciente cuando proviene de una sola persona.
   - Cuando hay dos o más profesionales existe una mayor dificultad para concentrase sólo en el paciente, ya que en muchas de las ocasiones y de forma inconsciente las conversaciones se desvían de la actividad que se está realizando.

5. Basar la movilización en el contacto.

Las manos del cuidador contactan con el cuerpo del paciente, indicándole en cada momento qué debe hacer. Cuanto mayor sea la superficie de la mano que contacta con el cuerpo del paciente más clara será la información y menos dolorosa.

6. Hablar poco.

La información principal debe ser táctil. La información hablada que se le dé al paciente tiene que ser escueta, breve, y sobre todo, paralela y simultánea a la ejecución del movimiento.

7. Moverse simultáneamente y en dirección al desplazamiento.

El profesional tiene que moverse armónicamente junto al paciente, de esta manera se transmitirán la información y sensación de movimiento mutuamente y por otra parte aprovechará la energía cinética y así aplicará menos fuerza.

8. Postura del cuidador.
   - Mantener la espalda recta para que las cargas que actúan sobre ella lo hagan de manera vertical y así evitar contracturas musculares o cualquier otro trastorno de la columna vertebral.
   - Situarse en el lado hacia donde se va a mover al paciente.
   - Los pies deben estar separados y uno ligeramente más adelantado para proporcionar una buena base de apoyo

que aumente la estabilidad.

- Las rodillas ligeramente flexionadas, y se aumentará la flexión o extensión según se necesite ganar o perder altura.
- El profesional debe trabajar a una altura aproximada a la altura del paciente.

9. Movilizar imitando el movimiento del cuerpo humano.

Primero observar cómo se mueve nuestro cuerpo y después intentar imitar esos movimientos con el paciente, siguiendo los principios básicos expuestos anteriormente.

10. No mover todo el cuerpo a la vez.

En ningún caso hay que desplazar todo el cuerpo del paciente, sino que debe hacerse por partes, moviendo las distintas regiones corporales más pesadas de una en una y poniéndolas en dirección al movimiento, del mismo modo no debemos desplazar toda la distancia en un único movimiento, sino avanzar poco a poco, en pequeños pasos en la dirección adecuada, de esta forma se moviliza empleando el mínimo esfuerzo posible.

11. No levantar pesos.

Levantar es el método que más esfuerzo requiere y el que mayor riesgo de lesión supone tanto para el cuidador como para el paciente, debido a esto hay que evitar cargar con pesos levantando el cuerpo del paciente.

12. No hacer daño al paciente.

La movilización y transferencia no deben ser bajo ningún concepto un proceso traumático o doloroso para el paciente.

Existen determinadas zonas del cuerpo que son especialmente sensibles al dolor y que, por tanto, hay que evitar movilizar desde ellas en ningún caso, como por ejemplo: el cuello, cintura, caderas y hombros, ya que estas zonas son las que permiten la movilidad corporal. Es recomendable movilizar desde cabeza, tronco, brazos, piernas y pelvis, ya que son zonas más resistentes y menos sensibles al dolor.

13. Mantener el cuerpo del paciente bien alineado.

Si el cuerpo del paciente está bien organizado se desplazará vertical hacia la superficie de apoyo, siendo el esqueleto el que soporte el peso, y como los huesos están preparados para esta función el resto del organismo no tendrá que someterse a ningún sobresfuerzo.

Técnicas de movilización de pacientes.

Las principales movilizaciones en el sitio que a continuación se nombran tienen lugar en la cama o camilla. La más importante es el giro del paciente, ya que es la base de los cambios posturales y el punto de partida para sentar al paciente al borde de la cama[57].

Siempre que sea posible hay que empezar con movilizaciones pasivas de las diferentes articulaciones como: hombros, codos, muñecas, rodillas, tobillos... lo que nos ayudará a mejorar o mantener las capacidades funcionales del paciente y al mismo tiempo servirá de calentamiento para las posteriores movilizaciones que vayamos a realizar[57].

☐ Paso de decúbito supino a decúbito lateral.

El cuidador se coloca en el lado de la cama, hacia el que va a girar al paciente y le gira la cabeza hacia ese mismo lado para orientarle. Después sitúa las diferentes partes del cuerpo en dirección al movimiento[57]:

-El brazo más próximo lo separa del cuerpo.

-El brazo más alejado lo aproxima y lo deja colocado sobre el cuerpo del paciente.

-Flexiona la rodilla del miembro inferior más alejado, dejándola un poco inclinada hacia el otro miembro inferior que permanece completamente extendido. Si no se puede flexionar la rodilla, la extremidad se cruza sobre la otra.

Finalmente el cuidador sujeta con una mano el brazo más alejado del paciente y la otra mano la sitúa en el glúteo de ese mismo lado y a continuación tira del paciente hacia sí mismo, dejándolo colocado en decúbito lateral.

• Movilización hacia un lateral de la cama.

Se procede a dividir el cuerpo del paciente en tres segmentos: tronco, pelvis y miembros inferiores y se van a movilizar cada uno por separado. El cuidador se coloca del lado de la cama hacia el cual va a trasladar al paciente, a la altura del segmento que va a mover en ese momento y manteniendo siempre una postura dinámica[57].

Para movilizar el tronco el cuidador pasa sus brazos por debajo de las axilas del paciente para sujetarle por la espalda. A continuación el cuidador desliza el tronco del paciente hacia sí mismo, hasta desplazarle la distancia deseada.

Para movilizar los otros segmentos se seguirán los mismos pasos; en el caso de la pelvis las presas irán debajo de los glúteos y en el caso de los miembros inferiores las presas serán con un brazo debajo de las rodillas y el otro a nivel de los gemelos[57].

• Sentar al paciente en el borde de la cama.

Esta movilización se puede realizar con el paciente en decúbito supino, aunque lo ideal es hacerlo en decúbito lateral, ya que la técnica es más sencilla y supone menos esfuerzo para el cuidador.

El cuidador se coloca en el lateral hacia el que se va a sentar al paciente manteniendo una postura dinámica y coloca al paciente en decúbito lateral. Después pasa uno de sus brazos por debajo de la nuca del paciente para sujetarle a la altura de la escápula y con el otro brazo le sujeta los miembros inferiores a la altura de las rodillas mientras el paciente coloca el brazo libre sobre el hombro del cuidador. Finalmente eleva y rota el cuerpo del paciente en un sólo movimiento hasta que quede sentado al borde de la cama[57].

- Sentar correctamente al paciente en la silla.

Es una movilización habitual, ya que los pacientes sentados tienden a deslizarse sobre la silla quedando en una postura inadecuada. El cuidador primero flexiona las rodillas del paciente y le deja los pies a la misma altura (pies paralelos). Después se coloca por detrás del paciente (en posición de dar un paso) y le cruza los brazos e introduce sus brazos por debajo de las axilas del paciente hasta sujetarle con las manos a la altura de los codos. Finalmente inclina al paciente hacia delante y después tira de él hacia atrás, hasta dejarle en la posición adecuada.

- Colocar al paciente en el borde de la silla.

Movilización imprescindible para realizar una transferencia, por ejemplo: de sedestación a bipedestación, de la silla a la cama, etcétera. El cuidador primero debe alinear correctamente el cuerpo del paciente. Después se coloca por delante y sujetándole con un brazo por la espalda y con el otro por debajo de la rodilla del lado contrario, inclina al paciente hacia un lado y mueve hacia adelante la pierna contralateral. Posteriormente le inclina hacia el otro lado y repite lo mismo alternativamente hasta que el paciente quede al borde de la silla.

Es importante recordar que después de cada una de estas movilizaciones y una vez colocado el paciente, es preciso tomar las precauciones necesarias; cómo realizar cambios posturales con cierta frecuencia, colocar almohadas o hacer cualquier otra modificación para prevenir complicaciones como las úlceras por presión.

<u>Técnicas de transferencia de pacientes.</u>

No es necesario explicar todas y cada una de las transferencias, ya que en definitiva todas ellas son variaciones de tres movimientos básicos que son los que se precisa comprender, para adaptarlos a la situación concreta que se tenga que resolver en cada momento. A continuación se explican estos tres movimientos básicos[57].

1. Pasar de la posición de sentado a la bipedestación.

El paciente debe estar sentado lo más cerca del borde, siempre que sea posible, con los pies bien apoyados en el suelo y sobre un asiento duro y lo suficientemente alto.

El cuidador se coloca por delante del paciente, con la espalda recta y piernas en posición de dar un paso (con una pierna suya entre las piernas del paciente y la otra hacia atrás flexionando las rodillas), después rodea la espalda del paciente con sus brazos a la altura de la cintura y al mismo tiempo el paciente apoya sus brazos sobre los hombros del cuidador. Finalmente y manteniendo la postura, inclina el tronco del paciente hacia delante y después lo levanta hacia arriba hasta dejarlo colocado en bipedestación[57].

2. Pasar de la bipedestación a la posición de sentado.

Esta técnica se realiza igual que la anterior pero en sentido contrario.

Tanto la posición del paciente, como la del cuidador, como las presas, son las mismas; lo que cambia es la dirección del movimiento, es decir, partiendo de la bipedestación el cuidador inclina el tronco del paciente hacia delante y después lo desplaza hacia atrás hasta dejarlo sentado en el asiento.

Hay que tener en cuenta que en este caso el paciente se encuentra de espaldas al asiento lo que le puede provocar inseguridad, por este motivo se debe caminar hacia atrás con él hasta que la parte trasera de sus piernas contacten con el borde del asiento. Es entonces cuando el paciente empezará a sentarse sin miedo[57].

    3.   Pasar de una superficie a otra desde la posición de sentado.

El paciente se encuentra sentado cerca del borde del asiento (siempre que sea posible), con pies apoyados en el suelo y en una posición estable. El cuidador se coloca por delante del paciente en posición de dar un paso con una de sus piernas entre las del paciente y la otra hacia atrás. A continuación rodea con sus brazos la espalda del paciente (el paciente también se agarra al profesional) y comienza aquel movimiento despegándolo del asiento y levantándolo hacia arriba mientras gira con los pies en dirección al asiento donde se le quiere trasladar. (El giro puede hacerse en bloque o mediante pequeños avances). Y una vez situado enfrente del otro asiento, inclina el tronco del paciente hacia adelante y después hacia atrás hasta dejarlo sentado[57].

Consideraciones:

- Este método se puede aplicar para pasar de una superficie a otra como: de cama a silla, de silla a otra silla, de silla de ruedas a silla, etcétera.
- En el caso de pasar de una silla de ruedas a otro asiento, hay que retirar el reposapiés y reposabrazos del lado hacia el que se va a girar al paciente.
- El asiento de destino debe estar colocado cerca del asiento sobre el que está sentado el paciente.

Tipos de ayudas técnicas.

Aunque por regla general debe fomentarse la movilidad y la independencia del paciente, existen determinados casos y circunstancias en los que es necesario el recurrir a elementos auxiliares que faciliten los movimientos de los pacientes y las labores de apoyo del personal[58].

Las ayudas técnicas son aparatos y equipos que permiten, tanto a los pacientes como al personal sanitario que les asiste, la realización de acciones cotidianas que de otro modo serían de muy difíciles de ejecutar. Sin embargo, es preciso tener en cuenta que las ayudas técnicas únicamente son válidas para determinados tipos de asistencia y determinados pacientes[58].

Las ayudas técnicas están indicadas para los casos siguientes:

- Pacientes no colaboradores, especialmente aquellos que no puedan colaborar con el/la auxiliar. En aquellos casos en que no quieran colaborar, debe incentivarse al máximo su cooperación, pero, para no incurrir en riesgo de lesiones, es mejor recurrir a algún tipo de ayuda técnica.

- Pacientes con problemas de movilidad, como Parkinson, artrosis, hemiplejías, etcétera.
- Pacientes que requieran grandes movilizaciones como personas con obesidad mórbida, personas encamadas, etcétera.

1. Deslizador

Se utiliza para trasladar pacientes horizontalmente en camas, carritos y sillas, sin levantarlos o causarles fricción. Los deslizadores están hechos de tejido ligero, y la superficie tiene muy bajo coeficiente de fricción. Dependiendo del fabricante, pueden o no tener asas. Hay dos tipos de presentación de los deslizadores:

- Deslizadores 'de ida', que mueven al paciente en una sola dirección.
- Deslizadores de "4 vías", que puede mover al paciente hacia delante, hacia atrás y de lado a lado.

2. Tabla

Consiste en un elemento alargado y plano que permite el paso de un paciente de una superficie a otra próxima y a alturas similares. Puede ser semirrígido o flexible. Facilita el cambio de superficie a pacientes con limitaciones en las extremidades inferiores.

3. Cinturón de sujeción

Este elemento facilita las maniobras de levantamiento, con dos formas distintas de empleo:

- El encargado de la movilización se coloca el cinturón y se sitúa delante del paciente de tal forma que éste se pueda agarrar a las asas del cinturón; de este modo, se aprovecha la ayuda del paciente por una aparte, y por otra se evita que el paciente agarre a la otra persona y pueda provocarle arañazos y lesiones.
- El paciente se pone el cinturón y el encargado de la movilización impulsa al paciente y lo levanta aprovechando la inercia del mismo.

4. Grúa

Las grúas están diseñadas para ayudar a minimizar el riesgo de molestias, dolor o lesiones en cuidadores y pacientes durante la transferencia de pacientes "de superficie a superficie", es decir, durante el traslado de pacientes desde, hacia o entre pisos, camas, sillas, sillas de ruedas, aseos, etcétera. Las grúas soportan la mayor parte de peso del paciente durante las maniobras de elevación y traslado, requiriendo menos esfuerzo físico de los cuidadores.

Hay muchos tipos diferentes de grúas, pero todos constan de un arnés de tela que soporta el paciente, conectado a un dispositivo de elevación motorizado o no.

5. Disco

Consiste en dos discos unidos por el centro de ambos y que giran entre sí con un mínimo rozamiento y sirve para girar al paciente desde la cama a la silla, de la silla de ruedas a un sillón o viceversa.

Una vez el paciente está de pie se coloca el pie de la persona que va a movilizar entre los del paciente, pisando la superficie y girándola para orientar al paciente hacia el sillón, silla de ruedas, etcétera. Una vez el paciente está encarado, se le deposita sobre el lugar de destino.

6. Silla de ruedas

Es un medio de transporte de personas con limitaciones para andar. Se emplea como una ayuda técnica para poder transportar por empuje a un paciente o para que una persona con limitación alcance lugares o servicios necesarios.

Normativa:

- RD 487/1997, de 14 de Abril, sobre Disposiciones Mínimas de Seguridad y Salud Relativas a la Manipulación Manual de Cargas.
- Guía Técnica para la Evaluación y Prevención de los Riesgos Relativos a la Manipulación Manual de Cargas.

Como conclusión se evidencia que a partir de aquella estrategia de dispositivos de seguridad se logra fortalecer el conocimiento sobre el uso adecuado de estos disminuyendo el riesgo de caídas en los adultos mayores intervenidos. Se concluye que el dar continuidad al proceso brinda a los adultos mayores una mejor calidad en la movilidad y en el mantenimiento de las actividades cotidianas durante esta etapa de la vida[59].

6.1.3   *Paciente con Diversidad Funcional*

La diversidad funcional incluye a aquellas personas que presenta una condición que lo aleja de la normalidad, sea de orden físico, mental o sensorial, así como de comportamientos que requieren atención especial. Se reconocen como personas con diversidad funcional a las sordas, las ciegas, quienes tienen unas disfunciones intelectuales, motoras de cualquier tipo, alteraciones de la integración y la capacidad cognoscitiva, las de baja talla, las autistas y quienes padezcan alguna enfermedad o trastorno limitante[60].

Utilizamos el término diversidad funcional, para referirnos al paciente que presenta alguna condición que le limita el normal desarrollo, sea de orden físico, mental o sensorial, así como de comportamiento, que para su atención exige maniobras, conceptos y equipamiento especiales, requiriendo intervención, manejo médico y uso de las asistencias o programas especializados. Ejemplo de ellas son las personas con autismo, síndrome de Down, diversidad funcional intelectual propiamente dicha, sordera y ceguera[60].

El señalamiento acerca de la incorporación de estrategias para llevar a cabo el tratamiento requerido en cada caso, representa una alternativa altamente significativa tanto en aquella rehabilitación como también en el fomento del mantenimiento de la salud mediante la colaboración de los familiares y educadores. Analizaremos dos grupos: la diversidad funcional intelectual y diversidad funcional sensorial[60].

Diversidades funcionales intelectuales.

- Autismo

Es un síndrome congénito que deteriora el crecimiento y el desarrollo del cerebro o del sistema nervioso central, afectando la interacción social, el lenguaje, el comportamiento y las funciones cognitivas.

El acondicionamiento al ambiente y tener en cuenta que el mismo no cambie. El uso de imágenes en lugar de palabras permite una mayor cooperación, ya que facilita aquella familiarización con el proceso. La musicoterapia es una de las técnicas empleadas con mayor frecuencia para el manejo de personas con cualquier tipo diversidad funcional. Algunos autores afirman que los refuerzos positivos como las muestras de cariños y los premios, así como el uso de la musicoterapia pueden dar buenos resultados. Gold y sus colaboradores aseguran que esta técnica con intervenciones a largo plazo mejora las habilidades comunicativas, gestuales y verbales de los pacientes, que con terapias similares que no incluyen música. Es preciso señalar que para el paciente autista, existen ciertos estímulos que puedan causar problemas y que deben evitarse; un ejemplo de ello son las largas esperas para ser atendido. Otro aspecto que debe ser considerado en los pacientes que sobrellevan esta condición es en la comunicación; es bueno tener en cuenta que las indicaciones y tratamientos se deben explicar de forma secuencial al procedimiento, de manera clara, concisa y sencilla, ya que estos pacientes poseen una percepción literal de su entorno[60].

- Síndrome de Down

El síndrome de Down es considerado el desorden cromosomal más común, así como también una de las diversidades funcionales más frecuentes. Fue en 1866 cuando Juan L. Down publicó un artículo que describía algunas de las características de este síndrome que hoy lleva su nombre, pero fue hasta 1959 y gracias a los adelantos de la genética cuando se concluyó que los pacientes con el síndrome de Down tenían 47 cromosomas en lugar de 46 21. Las personas que presentan este síndrome tienen ciertos riesgos y problemas de salud.

Es importante reconocer las restricciones en las capacidades de cooperación y evitar así las posibles reacciones de agresividad por parte del paciente, que en muchos casos responde al clima de tensión y el temor a lo desconocido. El paciente con el síndrome de Down es relativamente cooperador cuando se realizan procedimientos de rutina[60].

- Diversidad funcional intelectual (propiamente dicha)

Actualmente se emplea el término diversidad funcional intelectual para referirse a un individuo con unas limitaciones significativas tanto en el funcionamiento intelectual como en aquel comportamiento adaptativo. Algunos autores afirman que esta condición afecta el razonamiento, planificación, resolución de problemas, pensamiento abstracto, aquella comprensión de ideas complejas, adaptación social, el aprendizaje rápido y el aprendizaje por experiencia, desarrollados generalmente durante la infancia. Es por ello que para llevar a cabo tratamientos se debe presentar un consentimiento informado por parte de los padres o representantes de estos pacientes. Este hecho es de relevancia para el cuidador ya que de esto dependerá si puede llevar a cabo o no el tratamiento requerido. La atención se debe adecuar a las necesidades propias de dicho pacientes para lograr resultados óptimos en beneficio de la salud y el bienestar de estas personas. Es ineludible tener presente el estado emocional y social de estos pacientes, además de meditar que la actitud del profesional debe ser cuidadosa, procurando serenidad y paciencia, y evitando situaciones que aumente el temor en estas personas para impedir reacciones adversas más acentuadas que en un paciente normal.

Un aspecto substancial para obtener buenos resultados es la adaptación del paciente al entorno, es establecer un vínculo profesional-paciente-representante que logre un nivel de comunicación apropiado para poder llevar a cabo el tratamiento que requiera el paciente de la mejor forma posible. Para el establecimiento de dicha relación se debe invitar a dar un breve recorrido por las instalaciones al paciente con diversidad funcional, antes de iniciar el tratamiento, así como presentar al personal auxiliar para evitar el temor a lo desconocido, hablarle a los mismos con lentitud, hacer uso de términos sencillos, dar una instrucción a la vez, ser sensible a los gestos, escucharlos con atención y preferiblemente atender a estos pacientes en horas de la mañana[60].

Diversidades funcionales sensoriales.

* Sordera

La sordera es la pérdida parcial o total de la audición, es aquel que no tiene suficiente audición residual para que pueda entender la lengua oral con éxito, que puede expresarse a cualquier edad y con diferente grado de severidad. Si el defecto es severo y se presenta tempranamente en la niñez, causa efectos dramáticos en la adquisición del habla, y con ello, importantes dificultades en el desarrollo cognoscitivo y psicosocial. El grado de la pérdida auditiva puede variar desde leve (nivel de audición ≤ 40 decibelios) a profunda (≥ 90 decibelios), como también se puede presentar en un oído o en ambos. La Organización Mundial de la Salud afirma que los niños con deficiencias en la audición constituyen uno de los principales grupos de la población infantil con diversidad sensorial, ya que por lo general los problemas de audición conllevan dificultades en el habla[60].

San Bernardino y colaboradores propusieron reglas básicas para mejorar la comunicación con el paciente que presenta esta diversidad funcional[61], entre éstas destaca el conocer la forma de comunicación que éstos emplean para su desarrollo social, considerando así, los diferentes métodos, como utilizar lenguaje de signos, lengua escrita, lectura de labios o la mezcla de alguno de éstos. Es relevante conocer la conducta del paciente sordo, ya que de acuerdo con esto, deberán hacerse ciertos ajustes, pues aquella comunicación con alguien que es sordo o tiene problemas de audición es fundamental y no es difícil. Existen reglas básicas que se pueden seguir para el éxito en la comunicación, uso de audífonos, en caso de personas hipoacúsicas; hay que corroborar que el dispositivo esté encendido, pues muy a menudo éste se apaga debido a la interferencia que se puede producir en estrecha proximidad al profesional y algunos equipos. Otra técnica útil es la lectura labial, para esto se debe hablar claramente en ritmo normal, con buena articulación, de frente al paciente, permitiendo la lectura de los labios. De ser necesario, se puede pedir la colaboración de un intérprete de lenguaje de signos con quien el sordo pueda establecer una comunicación eficaz, también se puede recurrir a los gestos y expresiones faciales para ayudar a la persona a seguir lo que se dice[60].

- Ceguera

La diversidad funcional visual se refiere a la dificultad del individuo para realizar determinadas funciones visuales como el leer, escribir, orientarse o desplazarse sin ayuda alguna. Existen otros términos que encierran dicho conceptos como: vista parcial, baja visión, legalmente ciego y totalmente ciego, utilizados en el concepto educacional para describir a los pacientes con diversas dificultades visuales en relación con su agudeza visual.

Para el tratamiento de pacientes que presentan ceguera no se realizan cambios en cuanto a los métodos convencionales sólo se modifica la forma de comunicación con ellos. Antes de realizar cualquier procedimiento se debe proporcionar al paciente descripciones del entorno, y las herramientas y los materiales que serán utilizados. Para mantener una excelente comunicación con los pacientes con diversidad visual, es recomendable enfatizar la sensopercepción del tacto, que junto con el oído proporcionan la mayor información del medio al paciente. Mahoney y colaboradores señalan que es de vital importancia reconocer el grado de discapacidad visual del paciente para que la información y el tratamiento se puedan adaptar de la mejor manera. Es muy útil tocar al paciente dándole confianza mientras se realizan las maniobras. Sobre todo hay que tener más cuidado con estas precauciones cuando se trata de niños. Finalmente, hay que recordar que en los pacientes que padecen de ceguera se debe tomar en cuenta que el acto de tocar generalmente es su manera de comunicarse[60].

Variables influyentes en la vida independiente.

Existen ciertas variables que influyen en el proceso de la vida independiente. Al analizar los discursos algunas personas, quedan de manifiesto más detalladamente las dificultades halladas y las necesidades actuales. Cuando se les pregunta sobre qué elementos claves les ayudan a tener una vida independiente, señalaron los siguientes: ingresos suficientes, alojamiento accesible, factores ligados a la personalidad, apoyo familiar y social, servicios a domicilio, ayudas técnicas y transporte accesible. La investigación lleva a concluir que la vida independiente depende de una serie de factores que varían de una persona a otra. Sin embargo, hay ciertas características comunes que coinciden, y que nos permiten objetivar ciertos elementos[62]:

- La situación laboral y los recursos económicos son elementos influyentes que motivan a alcanzar la vida independiente. Sin embargo, hay que señalar que, en general, el grupo de personas con diversidad funcional está situado entre los grupos de población más pobres (Foro Europeo de la Discapacidad, 2003). Además, el porcentaje de personas insertas en el mercado de trabajo es comparativamente inferior al correspondiente al conjunto de la población.

- La formación fue otro elemento, en cuanto que posibilita la inserción laboral, y por consiguiente la obtención de ingresos.

- Los factores de personalidad juegan un rol decisivo en el logro de una vida independiente, para alcanzar una meta en la vida, es necesario creer en sus propias posibilidades. Más que el tipo de diversidad funcional, influye el deseo y proyecto personal, y a una manera de entender cómo vivir teniendo la diversidad funcional. Ahora bien, hay quienes en ningún caso pueden plantearse este modo de vida, dado que las políticas sociales no promueven ni garantizan los medios necesarios para la vida independiente. Igualmente, la sobreprotección familiar e institucional han llegado a naturalizar la incapacidad para ser independiente, siendo ello interiorizado tanto por la sociedad como por muchas de las personas afectadas.

- Todas las personas apuntan el apoyo social como un recurso básico. La familia sigue jugando un papel fundamental, cubriendo la mayor parte de los cuidados auxiliares cuando no se dispone de la figura del asistente/a personal.

- Los recursos institucionales también se señalan como importantes, pero son complementarios a la ayuda que prestaban los miembros de la familia o el/la asistente personal. Esto significa que los recursos actuales en sí mismos no posibilitan el fin de la vida dependiente.

- La forma de emancipación mayoritaria es a través del matrimonio, lo que vino a corroborar de nuevo el papel de la familia en el proceso de la independencia.

- Se observa una mayor disposición para la independencia por parte de las mujeres, lo que puede responder a la educación diferencial recibida entre hombres y mujeres en una sociedad androcéntrica, en la que se han atribuido funciones y actividades en función del sexo.

- La ciudad parece ser más propicia para posibilitar la independencia. Una situación que puede verse favorecida por los mayores recursos y servicios existentes en la misma, comparativamente con otros municipios menos habitados.

- Un entorno accesible ayuda a la autonomía personal. Las personas señalan la accesibilidad como una dificultad siempre presente, que condiciona el lugar donde alojarse, donde vivir, etcétera. La persona debe hacer todo un trabajo de investigación sobre la accesibilidad del entorno (alojamiento, transporte, etcétera), para facilitar su propia participación social.

La investigación ha podido sustentar empíricamente los beneficios que la vida independiente aporta a las personas con diversidad funcional frente a otras medidas políticas que no promueven esa forma de vida. Así pues, las dificultades y necesidades expresadas deben servir para la implementación de medidas públicas, y la reflexión sobre la pertinencia y/o idoneidad de las existentes, de modo que el fin primordial sea que las personas con diversidad funcional tengan el derecho a elegir su propio destino[62].

Es cierto que desde antaño se viene interviniendo con este colectivo, y aunque ha habido una evolución importante en la forma de entender la diversidad funcional, aún las medidas ofrecidas no tienen como prioridad establecer los medios adecuados para que la persona alcance su vida independiente, a menos que pueda hacerlo por sus propios medios, hecho que ha quedado manifiestamente expuesto por las personas entrevistadas. Por consiguiente, se señalan algunas recomendaciones que facilitarían la vida independiente[62]:

- Los servicios de apoyo a las personas con diversidad funcional deben ser aumentados, y ser lo suficientemente flexibles para satisfacer las necesidades experimentadas por cada persona.

- El pago directo se presenta como una fórmula deseada por algunas de las personas, a través del cual la persona podría adquirir los servicios que necesita donde quiera. De este modo, la persona determina cómo administrar el dinero en función de su necesidad.

- Es necesario facilitar las ayudas técnicas para la autonomía personal. Para muchas personas, su habilidad funcional depende de este tipo de ayudas.

- Los entornos deben ser accesibles, ya que no se trata de adaptar la persona al entorno, sino que los entornos deben ser adaptados a la persona para que ésta, a su vez, pueda participar socialmente.

- Siendo la formación un elemento de inserción laboral, y por ende de obtención de ingresos, la educación debe garantizar el acceso y el desarrollo a toda persona con los medios necesarios para ello.

- Las viviendas de protección social accesibles y adaptadas deberían ser aumentadas, pues la vivienda supone el espacio en que se estructura y organiza la vida familiar.

6.2 ABORDAJE FAMILIAR. PAPEL DE LA FAMILIA

Actualmente en nuestra sociedad, aquellas tendencias demográficas evidencian un aumento del envejecimiento en la población. Así la población de 65 o más años representa en la actualidad un 17,5% de la población general a nivel nacional y en el caso de mayores de 74 años es de un 7,6%, fundamentalmente mujeres. En definitiva el hecho de que se viva más conlleva mayores probabilidades de sufrir las enfermedades crónicas e invalidantes; aumentando la invalidez la discapacidad y la minusvalía. Se está produciendo un incremento de la prevalencia de algunas enfermedades neurodegenerativas, que se relacionan con el fenómeno del envejecimiento, fundamentalmente la enfermedad de Alzheimer, Demencia Senil, Parkinson y el Accidente Cerebrovascular (ACV). En España, la familia es el principal sistema de bienestar, es la fuente fundamental de cuidados para las personas de cualquier edad que se encuentren en situación de fragilidad. Cuando se producen enfermedades crónicas, degenerativas e invalideces, el cuidado diario, la atención cotidiana corre a cargo de la familia. Existe una interdependencia entre el sector formal de cuidados y sector informal, para poder asumir los cuidados de las personas dependientes, que actualmente se encuentra en desequilibrio, debido a la escasez de servicios comunitarios provistos por el sector público. El cuidado familiar se basa en el tiempo y el trabajo de las mujeres, situación que puede cambiar en los próximos años, debido a la disminución del tamaño familiar, la incorporación de las mujeres al mundo laboral, niveles más altos de instrucción, el aumento de los divorcios, los nuevos matrimonios. En definitiva se está produciendo un cambio en los modelos familiares; que supondrá cambios o dificultades para asumir los cuidados de las personas dependientes en el núcleo familiar. Las políticas sociales y sanitarias tendrán que tener en cuenta esta situación; en Europa se observan diversas tendencias que van desde sustituir la atención comunitaria por servicios informales, pasando por completar y apoyar los servicios informales, hasta quienes proveen a las personas ancianas los cuidados comunitarios necesarios sin complemento de los cuidados informales. En el contexto Español la atención comunitaria complementa y apoya los servicios de cuidados informales provistos desde las unidades familiares, en opinión de algunos autores de manera deficitaria. Los cuidadores constituyen una pieza clave en la tríada terapéutica "equipo de salud – paciente – cuidador primario. Se entiende como cuidador principal a la persona del hogar familiar que se encarga habitualmente de cuidar la salud de las personas dependientes, sin recibir retribución económica a cambio[63].

Diversos estudios muestran que los cuidadores principales, o el hecho de cuidar a una persona con enfermedad y/o discapacitada, supone cambios, que van desde cambios en sus vidas a nivel personal, familiar, laboral y social; hasta repercusiones negativas en su salud física y psicológica. Algunos autores hablan del "síndrome del cuidador", como de una sobrecarga física y emocional que conlleva el riesgo de que el cuidador se convierta en un paciente y se produzca la claudicación familiar. Existe una gran variabilidad en el grado de estrés que experimentan los cuidadores y los efectos negativos para la salud se concentran en un 40% de los cuidadores que manifiestan un mayor agotamiento. Conocer a priori qué cuidadores se encuentran en mayor situación de riesgo posibilitaría establecer de forma prioritaria intervenciones preventivas a los cuidadores más necesitados, el establecimiento de medidas de alivio o "cuidados de respiro". Cuanto más tiempo los cuidadores gocen de buena salud, más tiempo podrán mantener su independencia, llevar una vida satisfactoria y proporcionar cuidado a sus seres queridos. Con respecto al impacto que tiene prestar cuidados a una persona dependiente, en los cuidadores principales se han descrito[63]:

- Cambios en la vida familiar: los cuidadores manifiestan que se altera toda la vida familiar, conflictos familiares, afecta a las relaciones de la pareja, alteración de las relaciones sexuales, aislamiento, pérdida de tiempo libre; problemas laborales como absentismo, problemas económicos por reducción de ingresos o aumento de gastos.
- Problemas físicos: como dolor articular (cervicalgias, dorsalgias...), cefaleas, alteraciones del sueño, infecciones cutáneas, cansancio. Mayor consumo de fármacos entre los que se encuentra los analgésicos.
- Problemas psíquicos: como la ansiedad, depresión, irritabilidad, sentimientos de culpa por no poder atender correctamente al paciente. Se produce un mayor consumo de ansiolíticos y antidepresivos.

Los cambios adaptativos que deben llevar a cabo los familiares de personas crónicas discapacitadas son muchos y de gran magnitud. A pesar de ello el cuidador suele solicitar menos atención sanitaria de la que cabría esperar. Es por esto, que diversos autores han intentado buscar los factores que pueden influir, y que supongan una alerta para detectar de manera preventiva la sobrecarga del cuidador. Entre estos factores se encuentran:

- Deterioro cognitivo y funcional de la persona cuidada.

- Duración de la enfermedad.
- Trastornos conductuales del paciente.
- Parentesco próximo.
- La tensión intrapsíquica y tensión en el desempeño del papel.
- Estrategias de afrontamiento utilizadas.
- Apoyo social y familiar.
- La motivación para cuidar: cumplir con un deber, obligación de hacerlo, por reciprocidad, por altruismo, por estima, sentimientos de culpa del pasado, por aprobación social. El mayor o menor peso de una u otra razón influyen en la calidad y cantidad y tipo de ayuda que se brinda. Las respuestas frente a estos sentimientos van desde el total compromiso de la persona cuidadora a un cierto desentendimiento en otros familiares. La mayoría de las familias que asumen el cuidado dentro del núcleo familiar, no han solicitado ayuda, porque entienden que los servicios disponibles son escasos, en otras ocasiones no saben expresar la ayuda que necesitan; en otros casos en los que se ha solicitado no ha sido posible cubrir la demanda. Se ha podido constatar el deseo de mantener en el hogar a la persona que necesita atención, pero las condiciones en las que se desarrolla la atención y la provisión de cuidados necesita ser reestructurada, de forma que el cuidador primario y su familia pueda contar con el apoyo, ayuda, preparación y formación que proporcionen el soporte y apoyo afectivo y material necesarios[63].

<u>Valoración enfermera de la familia.</u>

Hablar de afrontamiento familiar es referirse a la forma en que los individuos o los grupos hacen frente a los acontecimientos y procesos vitales a aquellos que se enfrentan. El afrontamiento familiar se puede contemplar como un conjunto de interacciones dentro de la familia y de transacciones entre cada familia y la comunidad. En el proceso de afrontamiento, la familia debe aprender a detectar y a resolver los problemas o acontecimientos vitales estresantes. Para ello, debe ser capaz de evaluar la situación, enfrentarse al problema (o estresor) redefiniendo sus roles y modificando sus metas, si es necesario, para poder adoptar una actitud practica y flexible que le permita hacer frente al hecho. Para ello, en muchas ocasiones resulta necesario promover cambios internos en la organización familiar y establecer relaciones con sistemas de soporte social, formales e informales (redes sociales de apoyo). Redes sociales de apoyo, para solucionar los problemas derivados de la acción de los acontecimientos estresantes[64].

Siguiendo a Mc Cubbin & Patterson (1983), se puede afirmar que la capacidad de afrontamiento depende de varios factores, como son, el tipo de estresor y su severidad, la acumulación de varias demandas o acontecimientos estresantes en un mismo periodo, el tiempo de ocurrencia de los mismos, la existencia de perturbaciones en el sistema familiar, y por otro lado, de la resistencia familiar, es decir, de la disponibilidad y de la capacidad para utilizar los recursos intrafamiliares y comunitarios por parte de la familia y, también, de que aquella familia haya tenido que hacer anteriormente frente a un acontecimiento también similar (experiencias generacionales)[64].

Existen diferentes tipos de afrontamiento dependiendo de las estrategias que se empleen, es decir de los esfuerzos cognitivos y conductuales que la familia desarrolla para manjar los acontecimientos estresantes o problemas. En principio, la mayoría de las estrategias pueden ser adaptativas. La necesidad de usar unas u otras va a depender de diferentes factores, tales como el tipo de situación estresante, el tiempo de ocurrencia de dicha situación y de la etapa del ciclo vital familiar, que deben ser tenidos en cuenta en la valoración de la salud familiar[64].

Las estrategias pueden estar centradas en el problema o en la emoción, en función de que la familia perciba la situación estresante como susceptible de ser controlada o modificada o por el contrario que no puede hacerlo[64].

- Focalizadas en el problema:
    - Confrontación, es decir, dar los pasos necesarios para su resolución;
    - Planificación, esto es, establecer un plan de acción y seguirlo con el objetivo de modificar el estresor;
    - Retrasar el afrontamiento, en algunas ocasiones es mejor esperar una oportunidad futura para actuar;
    - Autocontrol, es decir, no precipitarse ante la ocurrencia de un problema, guardando los problemas con prudencia.
    - Movilización y búsqueda de apoyo instrumental, consistente en consejo, ayuda y/o información.
- Focalizadas en la emoción:
    - Escape o evitación, esperando que ocurra un milagro o evitando el contacto con el problema u otras personas.
    - Aceptación: conformarse con la situación devenida.
    - Negación: negar la situación.
    - Búsqueda de apoyo espiritual.
    - Retraimiento conductual, es decir, la reducción de los esfuerzos para supera el estresor;
    - Retraimiento mental, consiste en tratar de olvidarse del problema, no prestarle atención, no tomarlo en serio.
    - Reevaluación positiva, esto es, reinterpretar la situación de manera positiva.

- Buscar apoyo emocional.

El objetivo final del afrontamiento es conseguir el equilibrio, mediante su adaptación al nuevo acontecimiento o situación vivida por la familia. En ocasiones se confunden los conceptos de afrontamiento y adaptación al considerarlos como sinónimos. Sin embargo, el primero se podría referir a un conjunto de estrategias utilizadas, mientras que en el segundo se podría referir a los éxitos conseguidos con dichas estrategias[64].

Valoración del Afrontamiento familiar.

Al estudiar el afrontamiento familiar analizaremos la capacidad de la familia para percibir los agentes estresantes, para tomar las decisiones y las estrategias empleadas para mantener su funcionamiento.

El estudio de la percepción de los agentes estresantes, se puede hacer determinando la capacidad de la familia para apreciar las amenazas o adversidades que se presentan, es decir si los detecta o los percibe adecuadamente. Entre aquellos factores relacionados con el diagnóstico enfermero; Afrontamiento Inefectivo, destaca el trastorno en el patrón de apreciación de las amenazas.

El estudio del proceso de toma de las decisiones, se puede realizar analizando el modo en que se lleva a cabo este proceso y concretamente si existe vacilación, expresiones de incertidumbre o retraso en la toma de decisiones, que miembros de la familia o de la red social pueden estar interfiriendo en este proceso, cuáles son los miembros de la unidad que participan en la misma, capacidad de identificar o no, distintas alternativas para la resolución de este proceso[64].

El estudio de aquellas estrategias de afrontamiento, se puede realizar analizando los siguientes aspectos:

- La capacidad de la unidad familiar para, introducir modificaciones en su organización, como el flexibilizar las reglas y los roles; compartir responsabilidades en las tareas familiares; implicar a los miembros en la toma de las decisiones; establecer cuáles son prioridades en dicha situación; emplear estrategias de reducción del estrés y de solución de problemas; recurrir los sistemas de apoyo familiar y a los recursos comunitarios a su alcance.

- Estudiar el tipo de estrategias que suelen emplear: focalizadas en el problema, en la emoción, tratando de identificar cuáles son las empleadas.

Hasta estos momentos hemos abordado las dimensiones de la salud familiar en la mayoría de la unidades familiares, sin embargo, por las características del trabajo enfermero, con frecuencia nos vamos a encontrar con unidades familiares en las que alguno de sus miembros puede presentar una discapacidad, una enfermedad, un accidente o cualquier otra situación de dependencia, que exija a la familia prestarle una ayuda especial o, en muchos casos, constar con la intervención de profesionales que intervengan en el proceso asistencial en el que esta persona se encuentre inmersa. En estos casos, junto a las dimensiones anteriormente estudiadas habrá que añadir el apoyo familiar, la normalización familiar y la participación familiar en el proceso asistencial. Los siguientes componentes[64]:

6.2.1 Apoyo Familiar

El apoyo familiar se refiere a la presencia de la unidad familiar durante el proceso de enfermedad, discapacidad y asistencia de uno de sus miembros. El resto de miembros debe ofrecer su apoyo emocional, mantener con éste una buena comunicación, participar en su cuidado, y estar en contacto con otros miembros de la familia para informarles y demandarle ayuda, si fuera necesario. En relación al apoyo familiar toma especial protagonismo el rol de cuidador familiar. El desempeño de este rol implica realizar un conjunto de acciones, dentro de lo que se considera la atención directa, íntimamente relacionada con el apoyo y la prestación de cuidados.

A través de la atención directa, el cuidador debe implicarse en observar y percibir el estado en que se encuentra la persona dependiente, establecer con ésta una comunicación y relación adecuada, ayudándole o supliéndole en la realización de aquellas actividades básicas de la vida diaria, en el seguimiento del régimen terapéutico y en el cumplimiento del tratamiento.

Aunque con frecuencia suele ser una persona la que asumen el rol de cuidador familiar, es importante que el conjunto de los miembros de la unidad familiar se implique también en el cuidado del miembro enfermo o dependiente, evitando, de esta manera, que se produzca una sobrecarga en cuidador principal, con el consiguiente riesgo de cansancio o cansancio del rol de cuidador.

Respecto al apoyo familiar es necesario tener en cuenta la forma en que la persona enferma o dependiente percibe y valora aquel apoyo recibido, determinando igualmente si este es suficiente para satisfacer los objetivos de salud de ésta persona o bien, por el contrario, se está produciendo un afrontamiento familiar comprometido o incapacitante.

<u>Valoración del Apoyo familiar.</u>

La valoración del apoyo familiar se debe realizar, por tanto, en un doble sentido, por una parte estudiando el apoyo prestado por los miembros de la unidad, y por otra, como percibe este apoyo aquella persona enferma o dependiente.

El apoyo prestado por la familia puede analizarse observando cómo se desempeña el rol de cuidador en lo que se refiere a la atención directa, determinando:

- Si el cuidador percibe la situación de la persona dependiente y actúa de forma efectiva con respecto a las necesidades de ésta, es decir, si ofrece atención emocional e instrumental. Esto es: le ayuda y/o suple en realización de las actividades básicas e instrumentales de la vida diaria, cuando fuera necesario; si favorece su autonomía e independencia, siempre que es posible; fomenta su adhesión al régimen terapéutico y cumplimiento del tratamiento.

* Analizar la implicación del conjunto de miembros de la unidad, el tipo de actividades en las que participa, determinando si dicha participación es suficiente o insuficiente.

* Observar de qué manera la persona dependiente colabora con el cuidador.

* La percepción del apoyo percibido por parte del enfermo, puede realizarse observando si este expresa algunas quejas o manifiesta preocupación por la ayuda y por el trato recibido. Síntomas de una percepción de bajo apoyo pueden ser la existencia de enfado o irritabilidad, falta de acuerdo, cólera, ira, rabia, discriminación, hostigamiento y conflictos de relación. Esto puede ser reflejo de sobreprotección o también de una desatención. Igualmente debe observarse la existencia de signos que pueden ser indicadores de un apoyo inadecuado como pueden ser la malnutrición, la higiene deficiente, el excesivo encamamiento o incluso la existencia de malos tratos.

6.2.2 Normalización Familiar

Cuando algún miembro de la unidad familiar presenta un problema de salud que se alarga en el tiempo, la familia debe poner en marcha las medidas y estrategias más necesarias para adaptarse a esta nueva situación, caracterizada por la existencia de enfermedad crónica o discapacidad, de la que pueden derivarse necesidades específicas. En estos casos la familia debe desarrollar los mecanismos de afrontamiento necesarios para adaptarse a esta situación y seguir funcionando, para, de esta manera, satisfacer las necesidades de esta persona y del resto de sus miembros, pues en ocasiones, es probable que, cuando se produce este tipo de situaciones, además de la persona enferma o discapacitada, otros miembros de la familia puedan sufrir las consecuencias de esta situación, en la medida que una especial atención al primero, pudiera acompañarse de una menor atención o desatención hacia el resto de los miembros o hacia alguno de éstos en particular[64].

Desde este punto de vista la normalización familiar puede entenderse como un tipo de afrontamiento relacionado con una situación concreta relacionada con la enfermedad o discapacidad de algún miembro.

Se considera que una familia tiene adaptabilidad cuando ha desarrollado la habilidad para generar los cambios necesarios que le permitan seguir cumpliendo sus funciones. En este sentido, es necesario que la familia sea flexible en toda su organización y pueda modificar la rutina familiar, las condiciones de la vivienda, adecuando para ello sus recursos y solicitando las ayudas más necesarias, tanto a su familia extensa como a los servicios sociosanitarios existentes en su comunidad.

La normalización familiar está íntimamente relacionada con la resistencia familiar y con la capacidad de afrontamiento que tiene la unidad familiar.

Valoración la Normalización familiar.

El estudio de la normalización familiar se puede realizar analizando la capacidad de adaptación de aquella unidad familiar cuando alguno de sus miembros presenta un problema de salud crónico. Y por estas razones tendremos que estudiar la forma en que la familia afronta esta situación particular de enfermedad de alguno de sus miembros y si realiza las modificaciones necesarias en toda su organización y funcionamiento, para adaptarse a esta situación y seguir satisfaciendo las necesidades del miembro afectado y del resto. Para ello podemos preguntarnos si la familia percibe las necesidades del miembro enfermo o discapacitado; satisface adecuadamente sus necesidades; adapta las condiciones y el equipamiento de la vivienda; modificación de la organización familiar; utilización de aquellos recursos sociosanitarios; valoración de las consecuencias que la situación tienen para otros miembros de la unidad[64].

6.2.3 Participación en el Proceso Asistencial

Cuando algún miembro de la unidad familiar presenta un problema de salud para el que se requiere asistencia sanitaria profesional, se va a ver inmerso en un proceso asistencial en el que pueden participar médicos, enfermeras, psicólogos, etc. Y en estos casos estamos hablando de la participación de la familia en el proceso asistencial. La familia debería implicarse activamente en el proceso, en lo que supone las actividades específicas de la atención indirecta relacionadas con el desempeño del rol de cuidador[64].

De esta manera es necesario que la familia se implique en la demanda y planificación de la asistencia, acompañando al enfermo a las consultas, durante las visitas o en la hospitalización, igualmente debe proporcionar a los profesionales la información que estos puedan necesitar para prestar la asistencia, definiendo cuáles son las necesidades y los problemas relevantes e identificando aquellos factores que pueden afectar a la asistencia sanitaria. También se deben demandar a los profesionales la información que el enfermo y el resto de la familia necesita[64].

Por otro lado, la familia debería implicarse en la toma de decisiones, especialmente en los casos en los que la persona lo requiera (sean niños o personas también incapacitadas para tomar las decisiones), así como en la administración y en la evaluación de aquella asistencia realizada por los profesionales sanitarios.

Valoración de la Participación familiar.

Para estudiar la Participación Familiar en el proceso asistencial, resulta de interés analizar cómo se está desempeñando el rol del cuidador en lo que se refiere a la atención indirecta y la implicación de la familia en las distintas fases del proceso[64].

El estudio del rol de cuidador, en la atención indirecta, se puede hacer analizando si el cuidador y la familia en su conjunto se preocupan por los siguientes aspectos:

- Reconocer los cambios en la salud del enfermo.
- Obtener los servicios que sean necesarios y cuando sean necesarios.
- Supervisar la atención prestada en los servicios obtenidos.
- Confiar en su propia capacidad para la realización de las tareas y para solucionar los problemas que se presente.
- El estudio de la implicación familiar en el proceso asistencial, se puede realizar viendo la participación de la familia en:
- La demanda y planificación de la asistencia, proporcionando y demandando la información, definiendo las necesidades y los problemas relevantes e identificando los factores que afectan a la asistencia sanitaria.
- La toma de decisiones, en los casos en los que la persona lo requiera.
- La administración y en la evaluación de la asistencia realizada por profesionales sanitarios.

Son numerosas las situaciones y las adversidades que pueden afectar el bienestar familiar, actuando como agentes estresantes. Este tipo de agentes pueden ser de procedencia interna, como son los cambios en las etapas del ciclo vital familiar, que con frecuencia generan nuevas demandas a la unidad familiar, a los que se unen otros como separación, abandonos, pérdidas, o bien enfermedades o accidentes de familiares[64].

Otros pueden proceder de aquellas relaciones de la familia con el suprasistema, pudiendo ser del tipo económicos (desempleo, deudas, impagos) laborales o escolares (la jubilación, los despidos, los cambios de colegios), de tipo legal (pleitos, denuncias, encarcelamientos), o en otros casos son de tipo ambiental (como cambios de residencia, emigraciones, catástrofes)[64].

Cada uno de estos acontecimientos por sí mismo puede convertirse en agentes estresantes capaces de generar problemas de salud familiar, por lo que es necesario tratar de identificarlos. Para valorarlos observaremos la existencia de cambios o transición en las etapas del ciclo vital familiar y los acontecimientos que han afectado a la familia en los últimos 12 meses, para estudiarlos podemos utilizar la Escala de Reajuste social desarrollada por Holmes y Rahe y adaptada a la población española por González y Morera (1983)[64].

Junto al estudio de cada una de las dimensiones de la salud familiar, resulta de interés identificar una serie de indicadores generales, alguno de los cuales ya hemos observado, que pueden estar reflejando alteraciones en la misma. Destacamos:

- Problemas de salud física y mental de sus miembros.
- Conductas adictivas (alcoholismo, ludopatía, drogadicción).
- Maltrato o violencia doméstica.
- Insatisfacción laboral, absentismo, desempleo.
- Escaso rendimiento escolar, absentismo, fracaso escolar.

<u>Procedimiento de valoración.</u>

Para proceder a la valoración en primer lugar es necesario recoger la información referida a cada uno de los aspectos anteriormente citados. Para ello utilizaremos las principales técnicas de recogida de la información empleadas por las enfermeras, entre aquellas que destacan la entrevista, la observación y el empleo de instrumentos clinimétricos[64].

La entrevista debe de ser debidamente planificada y en general se puede hacer a un miembro de la unidad familiar, generalmente aquel cuidador principal, aunque en aquellos casos en que sea necesario se debe entrevistar a otros miembros de la familia.

Mediante observación podemos estudiar aspectos que tienen que ver con la forma en que los miembros de la familia se comunican y relacionan, las condiciones de aquella vivienda y del hogar familiar (mantenimiento, instalaciones, condiciones, espacios...), recursos materiales, satisfacción de las necesidades de sus miembros, modo en que se ofrecen los cuidados, etc. Por todo ello es necesario que se programe una visita al domicilio familiar[64].

A través de diferentes instrumentos clinimétricos podemos estudiar la autopercepción que los miembros de la unidad familiar tienen de diferentes aspectos a valorar como pueden ser el estado de salud familiar, el apoyo social percibido, el funcionamiento familiar, o los agentes estresantes que afectan a la familia.

Finalmente puede resultar adecuado utilizar un registro sistematizado que permita el organizar y estructurar la información recogida. Tras la recogida de datos es necesario proceder a su análisis, para identificar las características definitorias y los factores relacionados o en su caso los factores de riesgo que justifiquen la utilización de diagnósticos enfermeros aplicables a la unidad familiar[64].

7 MOTIVACIÓN

Virginia Henderson pensó en el paciente como una persona que necesita asistencia para recuperar la salud, independencia o una muerte tranquila. Su visión organicista, es decir, toman al ser humano como interacción con su medio, plantea al individuo como un ser total que no puede ser reducido a la suma de todas sus partes; su teoría se conforma en una espiral, con componentes organizados de manera implícita y explícita en diferentes situaciones que la persona experimenta. Y aun cuando no aparece una definición concreta de necesidad, esta es una constante en las 14 necesidades señaladas por la autora, reconoce a Ida Orlando como una de las influencias en su concepto de relación enfermera paciente y recurre a Maslow para el contexto de las necesidades humanas[65].

La carencia puede definirse como una deficiencia fisiológica no sentida por el celebro, que si no se satisface, hace peligrar la vida del individuo. En muchas ocasiones se confunde el concepto de carencia con el de necesidad. La carencia afecta al nivel más básico de la vida del individuo, está ligada a la parte animal. Cuando se llega a un determinado nivel de carencia, es decir, cuando ésta se hace muy intensa, se transforma en necesidad. Por tanto, podemos definir la necesidad como una carencia sentida por el cerebro. La carencia se transformará en necesidad dependiendo de la resistencia de cada individuo y de sus experiencias respecto a la satisfacción de determinadas necesidades. Las necesidades básicas existen en el individuo, sin que haya ningún bien destinado a satisfacerla. Pueden ser modificadas por la cultura, pero no creadas ni anuladas, no ocurre así con otras necesidades de un rango superior. Las necesidades tienen una raíz biológica, están condicionadas por el medio social, así, lo que se considera necesario en un país, puede no tener ninguna importancia en otro[66].

Maslow buscaba explicar por qué ciertas necesidades impulsan al ser humano en un momento determinado. Para ello establece una jerarquía entre las necesidades de un ser humano. Las necesidades, según Maslow, aparecen de una forma sucesiva, empezando por las más elementales o inferiores, de tipo fisiológico. A medida que se van satisfaciendo en un determinado grado, van apareciendo otras de rango superior, de naturaleza más psicológica. El acceso de las personas a las necesidades del nivel superior depende de su nivel de bienestar. Todas las personas tienen necesidades básicas, pero esto no quiere decir que lleguen a tener necesidades de autorrealización. Maslow distingue, en total cinco tipos de necesidades, las primeras, necesidades fisiológicas, son las que antes aparecen en el ser humano. Su satisfacción es fundamental para la supervivencia del individuo. Muchas de ellas son ignoradas por ser tan cotidianas, sin embargo, son la base de muchas actividades económicas, y si no pueden satisfacerse, ponen en peligro la vida del individuo. Se corresponden con las carencias, y la primera de ellas es la necesidad de movimiento. Es básico para la vida, tanto en su dimensión inconsciente (funcionamiento de los órganos del cuerpo), como en su dimensión consiente (por ejemplo, las extremidades)[62].

Las motivaciones se asocian muchas veces a las necesidades y los deseos, sin embargo, existen diferencias sustanciales. La necesidad se convierte en un motivo cuando alcanza un nivel adecuado de intensidad. Se puede definir la motivación como la búsqueda de la satisfacción de la necesidad, que disminuye la tensión ocasionada por aquella misma. Aunque las motivaciones están muy ligadas a las necesidades, una misma necesidad puede dar lugar a distintas motivaciones e inversa. Por ejemplo, una necesidad fisiológica, como puede ser la de alimentarse, puede originar una motivación fisiológica, o pasar a una motivación de estima, en cuyo caso, querría satisfacer su necesidad alimenticia en un restaurante de lujo, y no en cualquier sitio. El comportamiento motivado proviene normalmente de una necesidad no satisfecha, y se obtiene a través de diversos incentivos[66].

De acuerdo con la teoría de la motivación, los estímulos ambientales pueden activar aquel mecanismo para poder satisfacer cualquier necesidad fundamental. Los teóricos como Abraham Maslow, Henrry Murray y David McClelland han creado modelos del aspecto fisiológico, psicológico y las necesidades sociales que influyen en el comportamiento humano. De su clasificación de motivos, algunos parecen hacer alusión a la literatura deportiva[67]:

1. Objetivos. Algunos de los estudios realizados por los estudiantes universitarios han revelado una tendencia a "estar en la gloria" cuando un equipo escolar gana un acontecimiento deportivo. Igualmente, *The Miller Lite Report on American Attitudes Toward Sports* comprobó que los seguidores soñaban con llegar a ser entrenadores o jugadores. En un informe de la *United States Tennis Association*, para algunos jugadores, el ganar era la principal razón que les

impulsaba a jugar. En cualquier caso, la necesidad de alcanzar unos objetivos parece ser una de las mayores motivaciones.

2. Afiliación. En el 55% de los seguidores del Baltimore Oriole manifestó en un estudio realizado en 1977 que su presencia en el campo se debía más a otros seguidores que al partido en sí. "Estar con amigos" es uno de aquellos motivos frecuentes, según indican estudios recientes de la participación en el tenis, socios de clubs deportivos y motivaciones de los seguidores.

3. Salud y fitness. Los socios del club IRSA[68] reconocieron que la forma física era uno de los motivos principales que les había llevado a inscribirse en el club, más que cualquier interés deportivo. En *The Miller Lite Report*, el 56% de los encuestados indicó que "mejorar su salud" era lo más importante de la actividad deportiva.

4. Diversión y entretenimiento. En el 32% del sondeo *Miller Lite* manifestó que la "diversión y el entretenimiento" era lo que les incitaba a realizar cualquier actividad deportiva. Sólo le seguía el "mejorar la salud".

Aunque las motivaciones son difíciles de encontrar y de contabilizar, quedarán como unas construcciones fundamentales para poder entender el comportamiento de las personas en el entorno deportivo. Las actitudes pueden ser más prometedoras que las motivaciones, por lo que respecta al análisis y al uso Kotler ha definido la actitud como "las valoraciones cognitivas ya sean favorables o no, los sentimientos emotivos y las tendencias hacia un objeto o idea de una persona". Las personas adoptan distintas actitudes respecto a su entorno, aunque suelen ser interiormente consistentes; es decir, nadie contradice directamente a nadie. Las actitudes influyen claramente en el compromiso deportivo. Algunos estudios han demostrado que la actitud de los aficionados hacia algunos equipos influyen en su concepto de la diversión al presenciar partidos de fútbol americano televisados. Y una valoración de la literatura sobre actividad física apreció que en el 10% de la población puede ser "intransigente" en su comportamiento inactivo. Probablemente, nunca llegarán a practicar ningún deporte, y creemos que adoptan una actitud negativa hacia el deporte. Pero no siempre aquellas actitudes positivas hacia el deporte conllevan comportamientos positivos. A veces los seguidores más fieles no asisten a los partidos; y no siempre los jugadores más importantes van a entrenar al club. Es primordial cambiar las actitudes de la población. Muchas de las personas que no realizaban ejercicios energéticos, ahora practican jogging, participan en carreras de atletismo o en maratones, o se han inscrito en gimnasios o se han suscrito a los programas de ejercicios que presentan las compañías patrocinadoras. Es triste que este cambio de actitud se deba en parte a los esfuerzos de los responsables de marketing deportivo y en gran parte a los esfuerzos educativos del personal sanitario. Esto es un ejemplo de un valor central, la salud, que aparentemente se ha visto obligado a mostrar una actitud poderosa. Los máximos responsables deportivos deben armonizar más con la amplia gama de valores, desde la salud hasta la diversión y el espíritu comunitario, que pueda tanto obligar como fomentar el compromiso de las personas hacia el deporte[67].

8 RESUMEN

Virginia Henderson en su larga trayectoria diseñó su propio modelo de enfermería basado en las necesidades humanas y el papel que juega la enfermera en el proceso de satisfacción del mismo, ya sea ayudando al individuo sano o enfermo. Durante este libro, se clarifica el proceso de valoración de la necesidad de movimiento, así como se realiza un recuerdo de la anatomía y fisiología de los sistemas corporales. También se expone las etiquetas diagnósticas más comunes que se van a observar cuando se ve afectada esta necesidad.

El aparato locomotor es el responsable del movimiento del cuerpo humano, está formado por el sistema osteoarticular (huesos, articulaciones y tendones) y el sistema muscular (músculos y ligamentos). La combinación de estos elementos es la que hace posible el movimiento y también es la responsable del sostén del cuerpo. La necesidad de moverse y mantener posturas adecuadas es indispensable para el mantener la integridad y la autonomía de las personas, pues de ella depende el estado de los diversos componentes que forman parte de la salud.

Al valorar a nuestro paciente, en la entrevista al mismo o bien en el caso de que el mismo no pudiese, a un familiar, será necesario recabar cierta información que nos será útil a la hora de realizar el plan de cuidados adecuado a la persona que estamos tratando. Para poder objetivar los datos que recogemos durante la entrevista, o para ayudarnos en la valoración, existen diferentes índices y/o test. También tenemos que tener en cuenta cuales son los factores que influyen directamente en la satisfacción de la misma. En el movimiento, podemos tomar como factores influyentes la edad, el estado psicológico y emocional, el entorno y los hábitos de alimentación, el ejercicio físico y la existencia de patologías subyacentes. Las etiquetas diagnósticas que están relacionadas con esta necesidad, podemos encontrarlas repartidas entre los diferentes dominios de la

NANDA-I. Estos dominios son: el dominio 1 (Promoción de la salud), dominio 4 (Actividad/Reposo), el dominio 5 (Percepción/Cognición) y dominio 11 (Seguridad/Protección).

Cuando el paciente tiene un deterioro de la movilidad que le obliga a disminuir el nivel de actividad anterior o incluso a mantenerse encamado, puede aparecer en consecuencia una pérdida de fuerza y tono muscular. Por esto se hace necesario planificar una serie de movilizaciones para evitar contracturas, atrofias musculares, estreñimiento y las úlceras por presión. Dependiendo de las necesidades del paciente o del tipo de movilización. Los cambios posturales son variaciones en la posición del paciente en la cama, para evitar las complicaciones derivadas de aquella inmovilidad. La planificación de los mismos debe ir en consonancia con las necesidades del paciente y con las indicaciones médicas en cuanto a la posibilidad o no de movimiento.

La aparición de las úlceras por presión (UPP) es un problema de salud que se encuentra presente en todos los niveles asistenciales, y una gran parte de ellas requieren cuidados diarios en el domicilio. La comunidad científica reconoce que al menos el 95% de las UPP son evitables. Por ello, debemos convertir la prevención en la actividad esencial en el cuidado de los pacientes con riesgo de presentar úlceras por presión, en la que, debemos involucrar al paciente y sus cuidadores, empoderándolos para el manejo de su atención con una metodología fundamentada. La principal causa de su formación es la presión ejercida y mantenida entre dos planos duros y la tolerancia de los tejidos a ésta. Por un lado tenemos el plano duro esquelético y las prominencias óseas del paciente y en el otro plano, generalmente externos a él, representado por la cama, silla, calzado u otros objetos.

La localización de las UPP más frecuentes varían en dependencia de la posición habitual del paciente: decúbito prono, lateral, supino o sedestación. El lugar de aparición suele coincidir con la zona de piel sometida a mayor presión, generalmente zonas con prominencias o máximo relieve óseo. En el momento del ingreso, se realiza la historia de enfermería, incluyendo en la misma, un estudio detallado del estado general del paciente.

El tratamiento general de las UPP incluye el tratamiento de la enfermedad de base. Los conocimientos sobre la cicatrización han evolucionado enormemente en los últimos años, por esto, es posible, predecir la secuencia probable de hechos que tendrán lugar a lo largo de la cicatrización y pronosticar el tiempo aproximado que tardará la herida en curar totalmente, aun así, muchos profesionales de enfermería se enfrentan a diario ante heridas de difícil cicatrización, es decir, la cicatrización se prolonga en el tiempo o no se llega a alcanzar. Estas heridas complejas son, hoy día, un problema de especial atención en salud, que afecta a pacientes en todos los niveles asistenciales y de todas las clases sociales.

Los cuidados enfermeros se hacen visibles a través de las acciones que conllevan la satisfacción de las necesidades. El término utilizado como necesidad no es sinónimo de carencia sino de requisito, entendido como meta fundamental para mantener la integridad física, psicológica y social que le permite su desarrollo y crecimiento. La valoración de las acciones de cuidado a sí mismo o de un cuidador hacia una persona con pérdida de autonomía, desde aquella estructura que propone el modelo de Virginia Henderson, nos servirá para establecer juicios profesionales de estado de independencia y estado de dependencia. Estado de independencia está definido por el nivel adecuado de capacidades desarrollado por la persona, o en su defecto por el cuidador, que le lleva a realizar actividades de cuidado correctas para satisfacer las necesidades de acuerdo a su etapa de desarrollo, edad y situación de salud. Por otro lado, está el juicio de estado de dependencia. Éste viene determinado por la manifestación de la persona de ausencia de acciones o realización de acciones incorrectas, en un grado insuficiente que condicionan la satisfacción de aquellas necesidades fundamentales. Desde el punto de vista de la gestión de la calidad total, y en concreto de la calidad de los cuidados de enfermería, se incide de forma importante en la necesidad de que exista una adecuada y eficaz interrelación entre niveles asistenciales para favorecer la atención integral de los pacientes, pero la complejidad cada vez mayor de los diferentes niveles de asistencia puede dificultar la adecuada comunicación entre ellos. La continuidad de cuidados como premisa fundamental de la integridad de la atención a prestar por los profesionales de enfermería hace necesario desarrollar proyectos de interrelación entre los diferentes niveles que favorezcan la comunicación, fomenten el trabajo multidisciplinar y un mejor conocimiento mutuo del funcionamiento de las instituciones. La coordinación de cuidados entre los diferentes niveles de atención que tiene como objetivo llevar a cabo la interrelación efectiva entre los servicios de enfermería y de trabajo social de atención primaria y de atención hospitalaria, para potenciar la continuidad de cuidados, la eficiencia del sistema y la satisfacción de pacientes y profesionales de la zona.

La actuación ante pacientes encamados debe ser integral. El plan de cuidados está orientado a mejorar o mantener el estado de salud y a prevenir las complicaciones propias del encamamiento prolongado. Las personas de movilidad reducida son aquellas que tienen permanente o temporalmente limitada la capacidad de moverse sin ayuda externa. La forma óptima de ayudar al paciente en la realización de las actividades de su vida diaria es favoreciendo las capacidades que mantenga el paciente e interviniendo cuando llegue al límite funcional de su capacidad músculo – esquelética. Utilizamos el término diversidad funcional, para referirnos al paciente que presenta alguna condición que le limita el normal desarrollo, sea de orden físico, mental o sensorial, así como de comportamiento, que para su atención exige maniobras, conceptos y equipamiento especiales, requiriendo intervención, manejo médico y uso de asistencias o programas especializados. El señalamiento acerca de la incorporación de estrategias para llevar a cabo el tratamiento requerido en cada caso, representa una alternativa altamente significativa tanto en la rehabilitación como también en el fomento del mantenimiento de la salud mediante la colaboración de familiares y educadores.

Actualmente en nuestra sociedad, aquellas tendencias demográficas evidencian un aumento del envejecimiento en la población. En España, la familia es el principal sistema de bienestar, es la fuente fundamental de cuidados para las personas de cualquier edad que se encuentren en situación de fragilidad. Cuando se producen enfermedades crónicas, degenerativas e invalideces, el cuidado diario, la atención cotidiana corre a cargo de la familia. Existe una interdependencia entre el sector formal de cuidados y sector informal, para poder asumir los cuidados de las personas dependientes, que actualmente se encuentra en desequilibrio, debido a la escasez de los servicios comunitarios provistos por el sector público. El cuidado familiar se basa en el tiempo y el trabajo de las mujeres, situación que puede cambiar en los próximos años, debido a la disminución del tamaño familiar, la incorporación de las mujeres al mundo laboral, niveles más altos de instrucción, el aumento de los divorcios, de los nuevos matrimonios. En definitiva se está produciendo un cambio en los modelos familiares.

Hablar de afrontamiento familiar es referirse a la forma en que los individuos o los grupos hacen frente a los acontecimientos y procesos vitales a los que se enfrentan. El afrontamiento familiar se puede contemplar como un conjunto de interacciones dentro de la familia y de transacciones entre la familia y la comunidad. En aquel proceso de afrontamiento, la familia debe aprender a detectar y a resolver los problemas o acontecimientos vitales estresantes. Para ello, debe ser capaz de evaluar la situación, enfrentarse al problema (o estresor) redefiniendo sus roles y modificando sus metas, si es necesario, para poder adoptar una actitud practica y flexible que le permita hacer frente al hecho.

La teoría de Virginia Henderson se conforma en una espiral, con componentes organizados de manera implícita y explícita en diferentes situaciones que la persona experimenta. Aun cuando no aparece una definición concreta de necesidad, esta es una constante en las 14 necesidades señaladas por la autora. Las motivaciones se asocian muchas veces a las necesidades y los deseos, sin embargo, existen diferencias sustanciales. La necesidad se convierte en un motivo cuando alcanza un nivel adecuado de intensidad. Se puede definir la motivación como la búsqueda de la satisfacción de la necesidad, que disminuye la tensión ocasionada por la misma. Aunque las motivaciones están muy ligadas a las necesidades, una misma necesidad puede dar lugar a distintas motivaciones o a la inversa.

De acuerdo con la teoría de la motivación, los estímulos ambientales pueden activar aquel mecanismo para poder satisfacer cualquier necesidad fundamental. Los teóricos como Abraham Maslow, Henrry Murray y David McClelland han creado modelos del aspecto fisiológico, psicológico y las necesidades sociales que influyen en el comportamiento humano. De su clasificación de motivos, algunos parecen hacer alusión a la literatura deportiva, relacionándolos con la necesidad de movimiento.

La etapa final del proceso de enfermería es la evaluación. Según Henderson se evalúa al paciente según el grado de capacidad de actuación independiente. En esta fase la enfermera, compara el estado de salud del paciente con los resultados. Según Henderson, los objetivos se han conseguido, si se ha mejorado, aunque sea una milésima de independencia, si se ha recuperado la independencia o el paciente recibe una muerte apacible.

9 BIBLIOGRAFÍA

1. Tortora GJ, Derrickson B. Principios de Anatomía y Fisiología. 13ª ed. México: Ed. Médica Panamericana; 2013.

2. Anatomía humana general. Tipos de huesos. [Internet] Andy CZ. 2015. [Citado 2 Mar 2018]. Disponible en: http://www.anatolandia.com/2015/09/tipos-de-huesos.html

3. Robles F. ¿Qué son las articulaciones Fibrosas? [Internet] [Citado 3 Mar 2018]. Disponible en: https://www.lifeder.com/articulaciones-fibrosas/

4. Artrosis al día. Articulaciones, clasificación y funciones. [Internet]. [Citado 7 Mar 2018]. Disponible en: http://artrosisaldia.com/articulaciones-funciones-y-clasificacion/

5. García Márquez MD, Garrido de Toro I, Bellido Vallejo, JC. Necesidad de. En Ilustre Colegio Oficial de Enfermería de Jaén. Proceso Enfermero desde el modelo de cuidados de Virginia Henderson y los Lenguajes NNN. Jaén: 2010. p. 73-74.

6. Actualización en Enfermería. Valoración de enfermería. [Internet] [Citado 15 Mar 2018]. Disponible en: http://enfermeriaactual.com/valoracion/2/

7. Álvarez Suarez JL et al. Manual de valoración de patrones funcionales. Servicio de salud del Principado de Asturias. [Internet] 2010. [Citado 15 Mar 2018]. p. 10-12. Disponible en: http://seapaonline.org/UserFiles/File/Ayuda%20en%20consulta/MANUAL%20VALORACION%20NOV%202010.pdf

8. Servicio Andaluz de Salud. Consejería de Salud. Junta de Andalucía. [Internet] Cuestionarios, test e índices de valoración enfermera en formato para uso clínico [actualizado 18 Nov 2016; citado 17 Mar 2018]. Disponible en: http://www.juntadeandalucia.es/servicioandaluzdesalud/principal/documentosAcc.asp?pagina=pr_desa_innovacion5#PT4

9. Necesidad de moverse y mantener posturas adecuadas. Universidad nacional autónoma de México. [Internet]. 2013 [Citado 17 Mar 2018]. Disponible en: http://mira.ired.unam.mx/enfermeria/wp-content/uploads/2013/05/necesidad.pdf

10. NANDA Internacional. Diagnósticos enfermeros. Definiciones y clasificación 2015-2017. Elsevier; 2015.

11. Academia. [Internet] Sistema esquelético-muscular. Procedimientos relacionados. [Consultado 21 Mar 2018]. Disponible en: http://www.academia.edu/7965021/Sistema_esquel%C3%A9tico-_muscular._Procedimientos_relacionados

12. Fusinato C. Posiciones corporales. [Internet] Enfermería 1014. Universidad de Alicante. 2015. [Citado 24 Mar 2018]; [Aprox. 3 pantallas] Disponible en: http://www.enfermeria1014.com/page/2.+Posiciones+corporales

13. Florez Almonacid CI, Gallardo Leiva R, Gutiérrez González A, Romero Bravo A. Servicio Andaluz de Salud [Internet]. Cambios posturales. 2010. [Citado 28 Mar 2018]. Disponible en: https://www.juntadeandalucia.es/servicioandaluzdesalud/hrs3/filead

min/user_upload/area_enfermeria/enfermeria/procedimientos/proce
dimientos_2012/g1_cambio_postural.pdf

14. Cuidados 2.0. [Internet] Generalitat Valenciana: Consejería de Sanidad
y Salud pública; 2011 [Citado 28 Mar 2018]. Capítulo VI:
Procedimientos relacionados con la movilización. Disponible en:
http://cuidados20.san.gva.es/documents/16605/18109/06+-
+Procedimientos+relacionados+con+la+movilizaci%C3%B3n.pdf

15. Díaz Alondo Y, Pérez Gómez M. Servicio de Salud del Principado de
Asturias. [Internet] Protocolo de cambios posturales y técnicas de
movilización y traslado del paciente. 2011. [Citado 28 Mar 2018]
Disponible en: http://www.tuaulaonline.es/wp-
content/uploads/2016/07/CAMBIOS-POSTURALES-Y-
TECNICAS-DE-MOVILIZACION-Y-TRASLADO-DEL-
PACIENTE.pdf

16. Observatorio de la accesibilidad. [Internet] Ayudas para la movilidad
personal. [Citado 30 Mar 2018]. Disponible en:
https://www.observatoriodelaaccesibilidad.es/productos-
apoyo/productos-apoyo/clasificacion/getclassproduct/ayudas-
movilidad-personal/index.html

17. Rodríguez-Torres MC, Díaz-Martínez JM, Ibars-Moncasí P, Arboledas
Bellón J. Pacientes y cuidadores. En: García-Fernández FP, Soldevilla-
Agreda JJ, Torra Bou JE (eds). Atención Integral de las Heridas
Crónicas- 2ª edición. Logroño: GNEAUPP-FSJJ. 2016. Vol (2): 731-
747

18. Hibbs P. Pressure sores: a system of prevention. Nursing
Mirror1982;4:25-9

19. Zabala, J. Torra, J. Sarabia, R. Soldevilla, J J. Bioética y úlceras por
presión: una reflexión desde la ética de mínimos. Gerokomos, 2011,
22, 4. 184-190

20. Bennett G, Dealey C, Posnett J. The cost of pressure ulcers in the UK. Age and Ageing Age and Ageing. 2004;33:230-5.

21. García González F, Gago Fornells M. Atención integral de las heridas crónicas. Cuidados de la piel perilesional. GNEAUPP (Grupo nacional para el estudio y asesoramiento de las ulceras por presión y heridas crónicas) 2004.

22. García Fernández FP, Pancorbo Hidalgo PL, Torra i Bou J.E. Serie cuidados avanzados: Úlceras por presión en paciente crítico.

23. Canet Bolado C; Lamalfa Díaz E; Mata Morante M; Olóriz Rivas R; Pérez Nieto C; Sarabia Lavín R; Sevilla Zabaleta S; Soto Guatti S; Morán Casado D. Manual de prevención y tratamiento de las ulceras por presión del Hospital Universitario "Marqués de Valdecilla". 2003.

24. A.D.A.M. [Internet] Cambios en la piel por el envejecimiento [Consultado el 29 de Mar de 2018] Revisado el 22 de Agosto de 2016. Disponible en:
http://aia5.adam.com/content.aspx?productId=118&pid=5&gid=004 014

25. Méndez Rejas F. [Internet]; Tratamientos estéticos, medicina estética, consejos sobre medicina estética. [Consultado el 26 de Feb de 2018]. Publicado el 6 de septiembre de 2016. Disponible en:
https://drafannymendez.wordpress.com/2016/09/06/cuidado-de-la-piel-y-signos-de-alarma-y-envejecimiento-prematuro/.

26. Blanco López JL, Revisión Unidad de Lesionados Medulares Hospitals Vall d`Hebron.

27. Servicio Andaluz de Salud. Consejería de salud. Junta de Andalucía. Guía de práctica clínica para la prevención y el tratamiento de la úlceras por presión. 2008.

28. Andréu Villanueva, P; Cuello Arazo, T; Fernández Mur, AC; et al. Guía de práctica clínica: prevención y tratamiento de las lesiones por presión. Zaragoza: Aceptada en Guía Salud con el número de identificación 446; 2013.

29. Rodríguez M, Almozara R, Gracia F, Ribera J; Cuidados de enfermería al paciente con úlceras por presión. Guía de prevención y tratamiento. Cádiz: Hospital Universitario Puerta del Mar, 2003.

30. Blasco Gil S, Carrasco Bonilla S, Cuello Arazo T, De Marco Muro C, Escartin E, Girón Jorcano G, Laita Zarca C, Marco MJ, Marco Cebolla AC, Martínez López M, Noya Castro C, Ramos Alda I, Sánchez Martín P, Torres A, Nadal N, Varela A, Vecino Soler A, Comet Cortes P, Altarribas Bolsa E. Protocolo de prevención de UPP consensuado en la CCAA. 2008.

31. Joanna Briggs Institue, Lesiones por presión. Primera parte: prevención de lesiones por presión, Best Practice.1997;1(1):1-6

32. Joanna Briggs Institue, Lesiones por presión: prevención de lesiones por presión, Best Practice.2008;12(2):1-6

33. DOC.I GNEAUPP (Grupo nacional para el estudio y asesoramiento de las ulceras por presión y heridas crónicas). Directrices generales sobre prevención de las ulceras por presión. Logroño 2003.

34. Cuello Arazo T, Girón Jorcano G, Laita Zarca MC, Marco Navarro MJ, Torres A, Sánchez Marín P. Protocolo de prevención de UPP subcomisión HCU Lozano Blesa –Zaragoza.

35. García Fernández FP, Carrascosa García MI, Bellido Vallejo JC, Rodríguez Torres MC, Casa Maldonado F, Laguna Parras JM, Mármol Felgueras MA, Domínguez Maeso A. Guía para el manejo de: Riesgo de deterioro de la integridad cutánea, Deterioro de la integridad cutánea, Deterioro de la integridad tisular, relacionado con las úlceras

por presión. Marco conceptual enfermero. Procedimiento - Úlceras por Presión: vigilancia de la piel en pacientes de riesgo (Código H-UP.02). Evidentia 2005 sept; 2(supl).

36. Torra i Bou JE, Segovia Gomez T, Verdú Soriano J, Nolasco Bonmatí, Rueda López J, Arboix i Perejano M. The effectiveness of a hyperoxygenated fatty acid compound in preventing pressure ulcers. J Wound Care. 2005 14(3):117-121.

37. García Fernández FP, Carrascosa García MI, Bellido Vallejo JC, Rodríguez Torres MC, Casa Maldonado F, Laguna Parras JM, Mármol Felgueras MA, Domínguez Maeso A. Guía para el manejo de: Riesgo de deterioro de la integridad cutánea, Deterioro de la integridad cutánea, Deterioro de la integridad tisular, relacionado con las úlceras por presión. Marco conceptual enfermero Procedimiento – Úlceras por Presión: manejo de la humedad (Código H-UP.03)-. Evidentia 2005 sept; 2(supl).

38. García Fernández, FP; Ibars Moncasi P; Martínez Cuervo F; Perdomo Pérez E; Rodríguez Palma M; Rueda López J; Soldevilla Ágreda, JJ; Verdú Soriano J. Incontinencia y Úlceras por Presión. Serie Documentos Técnicos GNEAUPP nº 10. Grupo Nacional para el Estudio y Asesoramiento en Úlceras por Presión y Heridas Crónicas. Madrid. 2006.

39. Guía de práctica clínica del Servicio Andaluz de Salud- Málaga 2005.

40. Soldevilla J. Guía práctica en la atención de las úlceras de piel. 4ª ed Madrid: Garsi ; 1998.

41. Doc. VII GNEAUPP (Grupo nacional para el estudio y asesoramiento en ulceras por presión y heridas crónicas). Instrumentos para la monitorización de la evolución de una úlcera por presión. Logroño 2003.

42. European Pressure Ulcers Advisory Panel. Guidelines on treatment of pressure ulcers. EPUAP Review 1999; I (2): 31-33.

43. European Pressure Ulcer Advisory Panel. Pressure Ulcer Treatment Guidelines. Disponible en: http://www.epuap.org/gltreatment.html. (Consultado el 5 de Feb de 2018).

44. Doc.III GNEAUPP (Grupo nacional para el estudio y asesoramiento en úlceras por presión y heridas crónicas). Directrices generales sobre el tratamiento de las ulceras por presión. Logroño 2003.

45. García Fernández FP, Carrascosa García MI, Bellido Vallejo JC, Rodríguez Torres MC, Casa Maldonado F, Laguna Parras JM, Mármol Felgueras MA, Domínguez Maeso A. Guía para el manejo de: Riesgo de deterioro de la integridad cutánea, Deterioro de la integridad cutánea, Deterioro de la integridad tisular, relacionado con las úlceras por presión. Marco conceptual enfermero). Procedimiento – Úlceras por Presión: Limpieza de la Ulcera (Código H-UP.09)-. Evidentia 2005 sept; 2(supl).

46. Joanna Briggs Institute, Solutions, techniques and pressure for wound cleansing (Soluciones, técnicas y presión para la limpieza de heridas), Best Practice.2003.vol 7 (1):1-7

47. Documento VIII. GNEAUPP (Grupo para el estudio y asesoramiento de ulceras por presión y heridas crónicas). Recomendaciones sobre la utilización de antisépticos en el cuidado de heridas crónicas. Diciembre 2002.

48. European Wond Management Association (EWMA). Position Document: Management of wond infección. London:MEP Ltd, 2006 (Documento de posicionamiento n°6 .Tratamiento de la infección heridas. Junio 2006).

49. Lasa, I; Del Pozo, JL; Penadés, JR; Leiva, J: Biofilms bacterianos e infección. Na. Sist. Sanit. Navar. 2005; 28(2): 163-175

50. Castrillón Rivera, E ; Palma Ramos, A; Padilla Desgarnnes, MC. Interferencia de las biopelículas en el proceso de curación de las heridas. Dermatología Rev Mex. 2011; 55(3):127-139

51. Martínez López, JF, Prevención y tratamiento de úlceras y escaras. Ed. 2. Edit. Vértice. 18 de Feb. Málaga, 2008, pág. 117

52. Aguirre Odriozola I, Amezua Urcelay K. Marco teórico: constructos del modelo de Virginia Henderson. En Planes de cuidados de enfermeria en atención primaria. Guías para la práctica en adultos. Vitoria-Gasteiz: Osakidetza/Servicio vasco de salud; 2005. p. 14.

53. Canaria ULPG. Universidad de Las Palmas de Gran Canaria. [Online].; 2014 (consultado el 27 de Feb de 2018) Disponible en: https://www.ulpgc.es

54. Carreras Viñas M, Blasco Ros M, Rodriguez Herce C. Coordinación entre atención primaria y atención hospitalaria en la Zona de Salud de la Rioja Baja. Nursing. 2003 Noviembre; 21(9).

55. Unidad de Planes de Cuidados del Hospital General Universitario de Alicante. Generalitat de Valencia. Consejería de Sanidad Universal y Salud Pública. [Online].; 2010 (consultado el 29 de Mar de 2018). Disponible en: http://cuidados20.san.gva.es/documents/16605/18131/Plan+de+cui dados+al+paciente+encamado_2010.pdf.

56. Antolinos Guinart J. FREMAP (Prevención). (Online).; 2016 (consultado 30 de Mar de 2018). Disponible en: http://prevencion.fremap.es/Doc%20CONSULTAS%20TECNICAS /Movilizacion_personas_movilidad_reducida/CTF_14_1005.pdf.

57. Ordón Chitay E. Efisioterapia. (Online).; 2012 (consultado el 3 de Enero 2018). Disponible en: https://www.efisioterapia.net/articulos/tecnicas-movilizacion-y-transferencias-pacientes.

58. Fremap. Comunidad de Madrid. (Online).; 2010 (consultado el 3 de Enero 2018). Disponible en: http://www.madrid.org/cs/Satellite?blobcol=urldata&blobheader=application%2Fpdf&blobheadername1=Content-Disposition&blobheadervalue1=filename%3DPERSONAS+DE+MOVILIDAD+REDUCIDA-AYUDAS+TECNICAS.pdf&blobkey=id&blobtable=MungoBlobs&blobwhere=1352865182076&ssbi.

59. Rodríguez-Díaz B, Moreno C, Jaimes N. Efecto de estrategias de cuidado de enfermería en el adulto mayor con deterioro de la movilidad física y conductas regenradoras de la salud en centros de bienestar en la ciudad de Bucaramanga. CUIDARTE, Rev. Inv. Esc. Enf. 2011 Noviembre; 2(1).

60. Antonio F, Mill E. Manejo de pacientes con diversidad funcional en el ámbito odontológico. Rev Venez Invest Odont IADR. 2013; 1(2) 121-135.

61. San Bernardino S, De Nova J, Mourelle M, Gallardo N. How to improve communication with deaf children in the dental clinic. Med Oral Patol Oral Cir Bucal 2007; 12(8)

62. Iañez Domínguez A. Vida independiente y diversidad funcional. Resultados de una investigación social aplicada en la provincia de Sevilla. Portularia. 2009 Abril; IX(1) p.(93 - 103).

63. Bermejo C. Factores, necesidades y motivaciones de los cuidadores principales que influyen en el mantenimiento del cuidado de las

personas dependientes en el núcleo familiar. Nure Investigación. Diciembre 04 - Enero 05;(11).

64. Universidad de Sevilla. Rodas. (Online).; 2009 (Consultado el 4 de Enero de 2018. Disponible en: https://rodas5.us.es/file/e15d054f-757a-3d84-0345-64a4e1d00969/1/guiavaloracionenred_SCORM.zip/page_11.htm.

65. Jiménez-Castro AB, et al: Filosofía de Virginia Henderson. Rev Enferm IMSS 2004; 12(2): 61- 63

66. Guardiola Jiménez P. Universidad de Murcia. [Online].; 2014 (consultado el 27 de Feb 2018). Disponible en: http://www.um.es/docencia/pguardio/documentos/motivacion.pdf

67. Mullin B, Hardy S, Sutton W. Factores individuales. En Editor: Editor Service SL. Marketing Deportivo. Barcelona: Editorial Paidotribo S.L.; 1995. p. 96 - 97.

68. Cooke, D. Packaging como prestigio: La ventaja del tenis. IRSA Club Business, Julio, 1987 p.62

69. Murillo Vázquez M, Cabrera Jiménez O. Úlceras por Presión. Notas sobre el cuidado de Heridas. Huelva: Molina Moreno Editores; 2016.

70. Clavero Lorenzo A, Sosa Cordobés E. Guía de Úlceras por Presión. Notas sobre el cuidado de Heridas. Huelva: Molina Moreno Editores; 2016.

10 ANEXOS

EDITOR: *Diego Molina Ruiz*

ANEXO 1. Figura 1
Figura 1. Tipos de huesos.

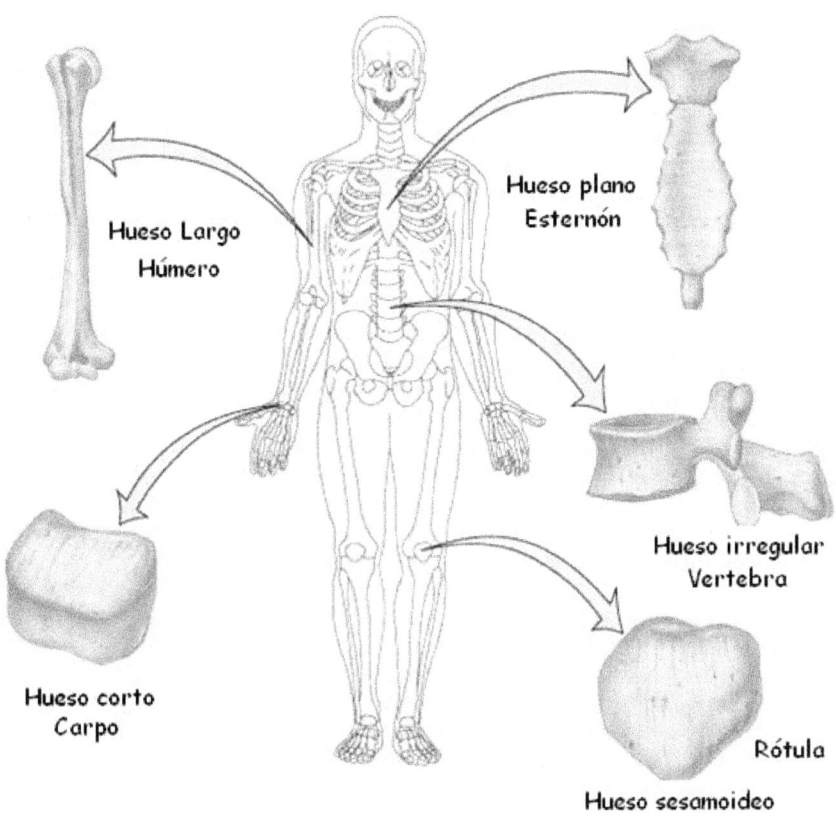

EDITOR: *Diego Molina Ruiz*

ANEXO 2. Figura 2
Figura 2. Articulaciones fibrosas.

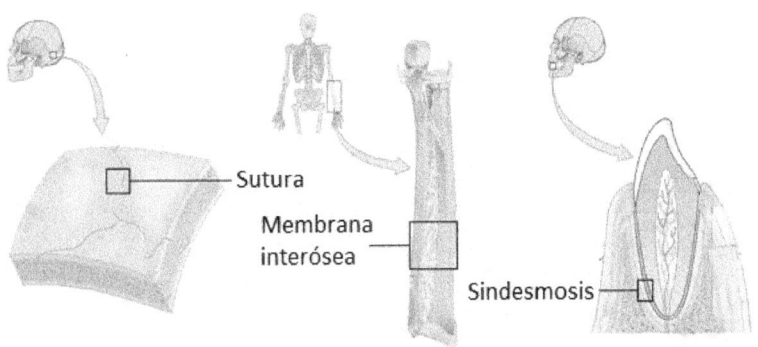

Sutura

Membrana
interósea

Sindesmosis

Fuente: F Robles. ¿Qué son las articulaciones Fibrosas? [Internet] [Citado 3 Mar 2018]. Disponible en: https://www.lifeder.com/articulaciones-fibrosas/

EDITOR: *Diego Molina Ruiz*

ANEXO 3. Figura 3
Figura 3. Articulaciones cartilaginosas.

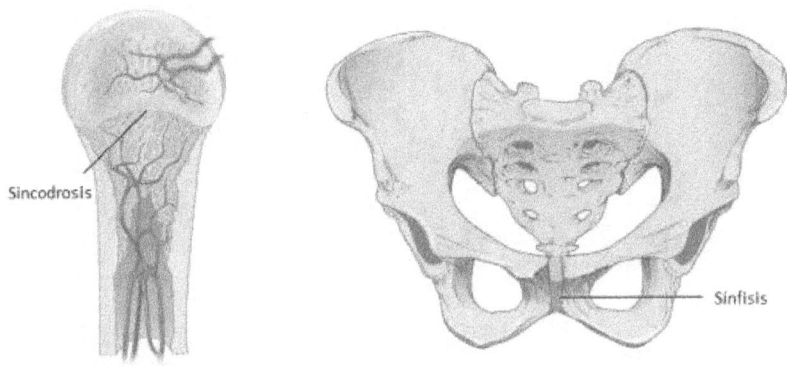

Fuente: Artrosis al día. Articulaciones, clasificación y funciones. [Internet]. [Citado 7 Mar 2018]. Disponible en: http://artrosisaldia.com/articulaciones-funciones-y-clasificacion/

EDITOR: *Diego Molina Ruiz*

ANEXO 4. Figura 4
Figura 4. Articulaciones sinoviales.

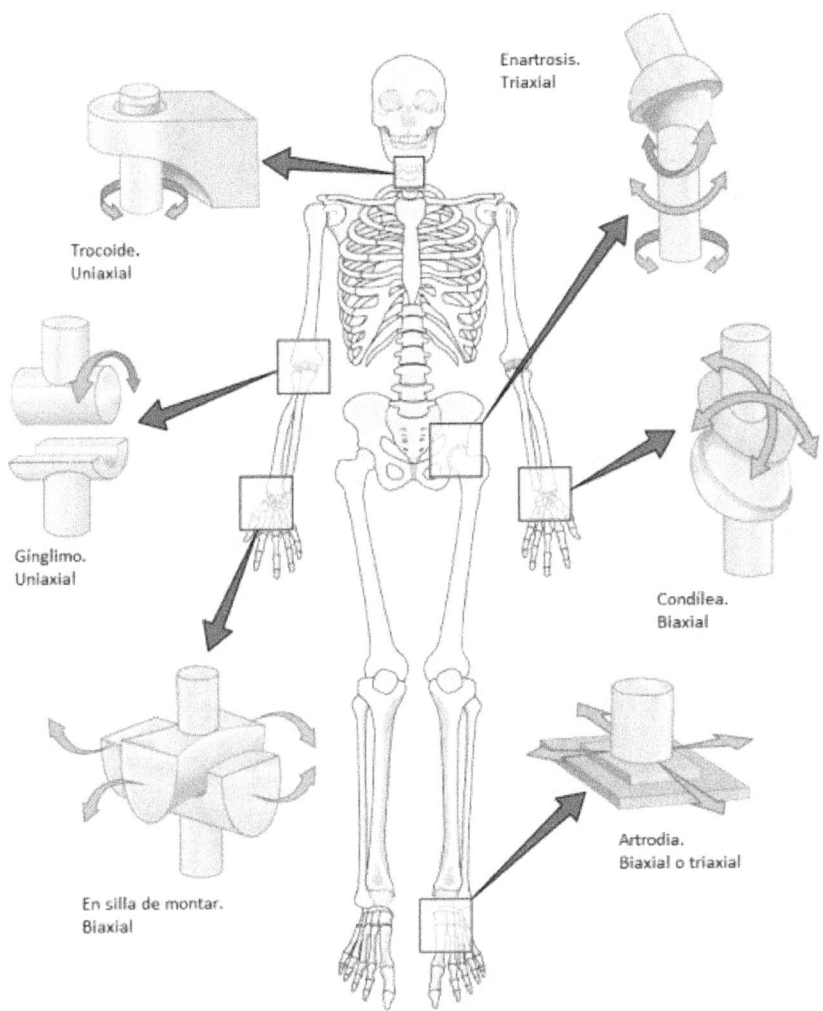

Fuente: Artrosis al día. Articulaciones, clasificación y funciones. [Internet]. [Citado 7 Mar 2018]. Disponible en: http://artrosisaldia.com/articulaciones-funciones-y-clasificacion/

EDITOR: *Diego Molina Ruiz*

ANEXO 5. Tabla 1
Tabla 1. Movimiento de las articulaciones sinoviales.

Movimiento	Descripción
Deslizamiento	Movimiento de superficies óseas relativamente planas entre sí, hacia delante y atrás y de lado a lado; pequeño cambio en el ángulo entre los huesos.
Angular	Incremento o disminución del ángulo entre los huesos.
Flexión	Disminución del ángulo entre los huesos de la articulación, generalmente, en el plano sagital.
Flexión lateral	Movimiento del tronco en el plano frontal.
Extensión	Aumento del ángulo entre los huesos de la articulación, generalmente, en el plano sagital.
Hiperextensión	Extensión más allá de la posición anatómica.
Abducción	Movimiento de un hueso que se aleja de la línea media, generalmente, en el plano frontal.
Aducción	Movimiento de un hueso hacia la línea media, generalmente, en el plano frontal.
Circunducción	Flexión, abducción, extensión, aducción y rotación en sucesión (o en el orden opuesto); la parte distal del cuerpo se mueve en círculo.
Rotación	Movimiento del hueso alrededor de su eje longitudinal; en los miembros puede ser medial (hacia la línea media) o lateral (desde la línea media).
Especiales	Se producen en articulaciones específicas.
Elevación	Movimiento superior de una parte del cuerpo.
Depresión	Movimiento inferior de una parte del cuerpo.
Protracción	Movimiento anterior de una parte del cuerpo en el plano transversal.
Retracción	Movimiento posterior de una parte del cuerpo en el plano transversal.
Inversión	Movimiento medial de las plantas.
Eversión	Movimiento lateral de las plantas.
Dorsiflexión	Doblar el pie en la dirección del dorso (cara superior).
Flexión plantar	Doblar el pie en la dirección de la planta (planta).
Supinación	Movimiento del antebrazo que gira la palma hacia adelante.
Pronación	Movimiento del antebrazo que gira la palma hacia atrás.
Oposición	Movimiento del pulgar a través de la palma para tocar los pulpejos de los dedos de la misma mano.

Fuente: Elaboración propia.

EDITOR: *Diego Molina Ruiz*

ANEXO 6. Tabla 2.
Tabla 2. Índice de Barthel: Autonomía para las actividades de la vida diaria.

El índice de Barthel puede aplicarse la población general para conocer el grado de dependencia que tienen. Los puntos de corte para determinar este grado son:

- 0-20 Dependencia total
- 21-60: Dependencia severa
- 61-90: Dependencia moderada
- 91-99: Dependencia escasa
- 100: Independencia

Comer		
10	Independiente	Capaz de utilizar cualquier instrumento necesario capaz de desmenuzar la comida, extender la mantequilla, usar condimentos, etc., por sí solo. Come en un tiempo razonable. La comida puede ser cocinada y servida por otra persona
5	Necesita ayuda	Para cortar la carne o el pan, extender la mantequilla, etc., pero es capaz de comer solo
0	Dependiente	Necesita ser alimentado por otra persona
Lavarse-bañarse		
5	Independiente	Capaz de lavarse entero, puede ser usando la ducha, la bañera o permaneciendo de pie y aplicando la esponja sobre todo el cuerpo. Incluye entrar y salir del baño. Puede realizarlo todo sin estar una persona presente
0	Dependiente	Necesita alguna ayuda o supervisión
Vestirse		
10	Independiente	Capaz de poner y quitarse la ropa, atarse los zapatos, abrocharse los botones y colocarse otros complementos que precisa (por ejemplo braguero, corsé, etc.) sin ayuda)
5	Necesita ayuda	Necesita ayuda Pero realiza solo al menos la mitad de las tareas en un tiempo razonable
0	Dependiente	
Arreglarse		
5	Independiente	Realiza todas las actividades personales sin ninguna ayuda. Incluye lavarse cara y manos, peinarse, maquillarse, afeitarse y lavarse los dientes. Los complementos necesarios para ello pueden ser provistos por otra persona
0	Dependiente	Necesita alguna ayuda

Deposición		
10	Continente	Ningún episodio de incontinencia. Si necesita enema o supositorios es capaz de administrárselos por sí solo
5	Accidente ocasional	Menos de una vez por semana o necesita ayuda para enemas o supositorios
0	Incontinente	Incluye administración de enemas o supositorios por otro
Micción-valorar la situación en la semana previa		
10	Continente	Ningún episodio de incontinencia (seco día y noche). Capaz de usar cualquier dispositivo. En paciente sondado, incluye poder cambiar la bolsa solo
5	Accidente ocasional	Menos de una vez por semana o necesita ayuda para enemas o supositorios
0	Incontinente	Incluye pacientes con sonda incapaces de manejarse
Ir al retrete		
10	Independiente	Entra y sale solo. Capaz de quitarse y ponerse la ropa, limpiarse, prevenir el manchado de la ropa y tirar de la cadena. Capaz de sentarse y levantarse de la taza sin ayuda (puede utilizar barras para soportarse). Si usa bacinilla (orinal, botella, etc.) es capaz de utilizarla y vaciarla completamente sin ayuda y sin manchar
5	Necesita ayuda	Capaz de manejarse con pequeña ayuda en el equilibrio, quitarse y ponerse la ropa, pero puede limpiarse solo. Aún es capaz de utilizar el retrete.
0	Dependiente	Incapaz de manejarse sin asistencia mayor
Trasladarse sillón/cama		
15	Independiente.	Sin ayuda en todas las fases. Si utiliza silla de ruedas se aproxima a la cama, frena, desplaza el apoya pies, cierra la silla, se coloca en posición de sentado en un lado de la cama, se mete y tumba, y puede volver a la silla sin ayuda
10	Mínima ayuda	Incluye supervisión verbal o pequeña ayuda física, tal como la ofrecida por una persona no muy fuerte o sin entrenamiento
5	Gran ayuda	Capaz de estar sentado sin ayuda, pero necesita mucha asistencia (persona fuerte o entrenada) para salir / entrar de la cama o desplazarse
0	Dependiente	Necesita grúa o completo alzamiento por dos persona. Incapaz de permanecer sentado
Deambulación		

15	Independiente	Puede caminar al menos 50 metros o su equivalente en casa sin ayuda o supervisión. La velocidad no es importante. Puede usar cualquier ayuda (bastones, muletas, etc...) excepto andador. Si utiliza prótesis es capaz de ponérselo y quitársela sólo
10	Necesita ayuda	Supervisión o pequeña ayuda física (persona no muy fuerte) para andar 50 metros. Incluye instrumentos o ayudas para permanecer de pie (andador)
5	Independiente en silla de ruedas	En 50metros. Debe ser capaz de desplazarse, atravesar puertas y doblar esquinas solo
0	Dependiente	Si utiliza silla de ruedas, precisa ser empujado por otro.

Subir y bajar escaleras

10	Independiente	Capaz de subir y bajar un piso sin ayuda ni supervisión. Puede utilizar el apoyo que precisa para andar (bastón, muletas, etc.) y el pasamanos
5	Necesita ayuda	Supervisión física o verbal
0	Dependiente	Incapaz de salvar escalones. Necesita alzamiento (ascensor)

Fecha					
Puntuación Total					

Fuente: Servicio Andaluz de Salud. Consejería de Salud. Junta de Andalucía. [Internet]
Cuestionarios, test e índices de valoración enfermera en formato para uso clínico [actualizado 18
Nov 2016; [citado 17 Mar 2018]. Disponible en:
www.juntadeandalucia.es/servicioandaluzdesalud/library/plantillas/externa.asp?pag=/contenid
os/gestioncalidad/CuestEnf/PT4_AutoAVD_Barthel.pdf

EDITOR: *Diego Molina Ruiz*

ANEXO 7. Tabla 3.
Tabla 3. Índice de Katz: Valoración de las actividades de la vida diaria.

El índice de Katzse puede aplicar a la población general y presenta ocho posibles niveles:

A. Independiente en todas sus funciones.

B. Independiente en todas las funciones menos en una de ellas.

C. Independiente en todas las funciones menos en el baño y otra cualquiera.

D. Independiente en todas las funciones menos en el baño, vestido y otra cualquiera.

E. Independiente en todas las funciones menos en el baño, vestido, uso del WC y otra cualquiera.

F. Independencia en todas las funciones menos en el baño, vestido, uso del WC, movilidad y otra cualquiera de las dos restantes.

G. Dependiente en todas las funciones.

H. Dependiente en al menos dos funciones, pero no clasificable como C, D, E o F.

Este índice se puede puntuar de dos formas:

- Considerando cada ítem de forma individual, de manera que se den 0 puntos cuando la actividad es realizada de forma independiente y 1 punto si la actividad se realiza con ayuda o no se realiza.

- Puntuando como en la versión original, considerando los ítems agrupados para obtener grados A, B, C, etc., de independencia.

Se puede considerar que:

- Grados A-B o 0 - 1 puntos = ausencia de incapacidad o incapacidad leve.

- Grados C-D o 2 - 3 puntos = incapacidad moderada.

Grados E-G o 4 - 6 puntos = incapacidad severa.

1. Baño	Independiente. Se baña enteramente solo o necesita ayuda sólo para lavar una zona (como la espalda o una extremidad con minusvalía).
	Dependiente. Necesita ayuda para lavar más de una zona del cuerpo, ayuda para salir o entrar en la bañera o no se baña solo
2. Vestido	Independiente. Coge la ropa de cajones y armarios, se la pone y puede

	abrocharse. Se excluye el acto de atarse los zapatos.
	Dependiente. No se viste por sí mismo o permanece parcialmente desvestido.
3. Uso del WC	Independiente: Va al W.C. solo, se arregla la ropa y se asea los órganos excretores.
	Dependiente. Precisa ayuda para ir al W.C.
4. Movilidad	Independiente. Se levanta y acuesta en la cama por sí mismo y puede sentarse y levantarse de una silla por sí mismo.
	Dependiente. Necesita ayuda para levantarse y acostarse en la cama y/o silla, no realiza uno o más desplazamientos
5. Continencia	Independiente. Control completo de micción y defecación.
	Dependiente. Incontinencia parcial o total de la micción o defecación
6. Alimentación	Independiente. Lleva el alimento a la boca desde el plato o equivalente. Se excluye cortar la carne.
	Dependiente. Necesita ayuda para comer, no come en absoluto o requiere alimentación parenteral.
PUNTUACIÓN TOTAL	

Fuente: Servicio Andaluz de Salud. Consejería de Salud. Junta de Andalucía. [Internet] Cuestionarios, test e índices de valoración enfermera en formato para uso clínico [actualizado 18 Nov 2016; [citado 17 Mar 2018]. Disponible en:

http://www.juntadeandalucia.es/servicioandaluzdesalud/library/plantillas/externa.asp?pag=/c ontenidos/gestioncalidad/CuestEnf/PT4_AutoAVD_Katz.pdf

EDITOR: *Diego Molina Ruiz*

ANEXO 8. Tabla 4.

Tabla 4. Escala de Lawton y Brody: Actividades instrumentales de la vida diaria.

En esta escala, a mayor puntuación mayor grado de dependencia, y viceversa.

	Puntos
Capacidad de usar el teléfono	
Utiliza el teléfono por iniciativa propia, busca y marca los números...	1
Es capaz de marcar bien algunos números conocidos	1
Es capaz de contestar el teléfono, pero no de marcar	1
No utiliza el teléfono en absoluto	0
Ir de compras	
Realiza todas las compras necesarias independientemente	1
Realiza independientemente pequeñas compras	0
Necesita ir acompañado para realizar cualquier compra	0
Totalmente incapaz de comprar	0
Preparación de la comida	
Organiza, prepara y sirve las comidas por sí mismo/a adecuadamente	1
Prepara adecuadamente las comidas si se le proporcionan los ingredientes	0
Prepara, calienta y sirve las comidas, pero no sigue una dieta adecuada	0
Necesita que le preparen y le sirvan las comidas.	0
Cuidado de la casa	
Mantiene la casa solo/a o con ayuda ocasional (para trabajos pesados)	1
Realiza tareas domésticas ligeras, como lavar los platos o hacer las camas.	1
Realiza tareas domésticas ligeras, pero no puede mantener un adecuado nivel de limpieza.	1
Necesita ayuda en todas las labores de la casa	0

No participa en ninguna labor de la casa	0
Lavado de la ropa	
Lava por sí mismo/a toda su ropa	1
Lava por sí mismo/a pequeñas prendas (aclarar medias, etc.)	1
Todo el lavado de ropa debe ser realizado por otro	0
Uso de medios de transporte	
Viaja solo/a en transporte público o conduce su propio coche	1
Es capaz de coger un taxi, pero no usa otro medio de transporte	1
Viaja en transporte público cuando va acompañado por otra persona	1
Utiliza el taxi o el automóvil sólo con ayuda de otros	0
No viaja en absoluto	0
Responsabilidad respecto a su medicación	
Es capaz de tomar su medicación a la hora y dosis correctas	1
Toma su medicación si se le prepara con anticipación y en dosis	0
No es capaz de administrarse su medicación.	0
Manejo de asuntos económicos	
Maneja los asuntos financieros con independencia (presupuesta, rellena cheques, paga recibos y facturas, va al banco)	1
Realiza las compras de cada día, pero necesita ayuda en las grandes compras, bancos...	1
Incapaz de manejar dinero.	0

PUNTUACIÓN TOTAL	

Fuente: Servicio Andaluz de Salud. Consejería de Salud. Junta de Andalucía. [Internet] Cuestionarios, test e índices de valoración enfermera en formato para uso clínico [actualizado 18 Nov 2016; [citado 17 Mar 2018]. Disponible en:

136

http://www.juntadeandalucia.es/servicioandaluzdesalud/library/plantillas/externa.asp?pag=/c ontenidos/gestioncalidad/CuestEnf/PT4_EscLawtonBrody.pdf

EDITOR: *Diego Molina Ruiz*

ANEXO 9. Tabla 5.
Tabla 5. Clasificación funcional de la NYHA para la insuficiencia cardiaca congestiva.

En esta clasificación, a mayor grado, existe una menor tolerancia a la actividad. La evaluación periódica de la clase funcional a través de esta clasificación, permite seguir la evolución y la respuesta del paciente al tratamiento.

Clasificación Funcional de la New York Heart Association	
Clase funcional I	Sin limitación. Las actividades físicas habituales no causan disnea, cansancio ni palpitaciones.
Clase funcional II	Ligera limitación de la actividad física. La actividad física habitual le produce disnea, angina, cansancio o palpitaciones
Clase funcional III	Limitación marcada de la actividad física. Actividades menores le causan síntomas.
Clase funcional IV	Incapacidad de realizar cualquier actividad sin síntomas. Los síntomas aparecen incluso en reposo.

Fuente: Servicio Andaluz de Salud. Consejería de Salud. Junta de Andalucía. [Internet] Cuestionarios, test e índices de valoración enfermera en formato para uso clínico [actualizado 18 Nov 2016; [citado 17 Mar 2018]. Disponible en: http://www.juntadeandalucia.es/servicioandaluzdesalud/library/plantillas/externa.asp?pag=/c ontenidos/gestioncalidad/CuestEnf/PT4_Clasiffunc_NYHA.pdf

EDITOR: *Diego Molina Ruiz*

ANEXO 10. Tabla 6.
Tabla 6. MRC modificada: Escala de disnea.

En esta escala, a mayor grado existe una menor tolerancia a la actividad a causa de la disnea.

GRADO	ACTIVIDAD
0	Ausencia de disnea excepto al realizar ejercicio intenso.
1	Disnea al andar deprisa en llano, o al andar subiendo una pendiente poco pronunciada.
2	La disnea le produce una incapacidad de mantener el paso de otras personas de la misma edad caminando en llano o tener que parar a descansar al andar en llano al propio paso.
3	La disnea hace que tenga que parar a descansar al andar unos 100 metros o después de pocos minutos de andar en llano.
4	La disnea impide al paciente salir de casa o aparece con actividades como vestirse o desvestirse.

Fuente: Servicio Andaluz de Salud. Consejería de Salud. Junta de Andalucía. [Internet] Cuestionarios, test e índices de valoración enfermera en formato para uso clínico [actualizado 18 Nov 2016; [citado 17 Mar 2018]. Disponible en: http://www.juntadeandalucia.es/servicioandaluzdesalud/library/plantillas/externa.asp?pag=/contenidos/gestioncalidad/CuestEnf/PT4_Escdisnea.pdf

EDITOR: *Diego Molina Ruiz*

ANEXO 11. Tabla 7.
Tabla 7. Conducta de prevención de caídas.

Indicador	Nunca demostrado	Raramente	A veces demostrado	Frecuentemente	Siempre demostrado	No procede
Colocación de barreras para prevenir caídas	1	2	3	4	5	N/P
Colocación de pasamanos si es necesario	1	2	3	4	5	N/P
Uso de barandillas para agarrarse	1	2	3	4	5	N/P
Uso de alfombrillas de goma en la bañera o ducha	1	2	3	4	5	N/P
Uso de zapatos con cordones bien ajustados	1	2	3	4	5	N/P
Uso correcto de dispositivos de ayuda	1	2	3	4	5	N/P
Uso de gafas oculares	1	2	3	4	5	N/P
Provisión de ayuda personal	1	2	3	4	5	N/P
Uso de medios de traslado seguros	1	2	3	4	5	N/P
Proporciona la iluminación adecuada	1	2	3	4	5	N/P
Uso apropiado de taburetes /escaleras	1	2	3	4	5	N/P
Eliminación de objetos, derramamientos y abrillantadores en el suelo	1	2	3	4	5	N/P
Fijación de alfombras	1	2	3	4	5	N/P
Reorganización para eliminar la nieve y el hielo de las superficies de paso	1	2	3	4	5	N/P
Adaptación de la altura adecuada del váter	1	2	3	4	5	N/P
Adaptación de la altura adecuada de la silla	1	2	3	4	5	N/P
Adaptación de la altura adecuada de la cama	1	2	3	4	5	N/P
Agitación e inquietud controladas	1	2	3	4	5	N/P
Uso de precauciones a la hora de tomar medicamentos que aumenten el riesgo de caídas	1	2	3	4	5	N/P

Fuente: Servicio Andaluz de Salud. Consejería de Salud. Junta de Andalucía. [Internet]
Cuestionarios, test e índices de valoración enfermera en formato para uso clínico [actualizado 18
Nov 2016; [citado 17 Mar 2018]. Disponible en:
http://www.juntadeandalucia.es/servicioandaluzdesalud/library/plantillas/externa.asp?pag=/c
ontenidos/gestioncalidad/CuestEnf/PT4_ValPrevCaidas.pdf

ANEXO 12. Tabla 8.

Tabla 8. Cuestionario de Morse: Riesgo de caídas en el hospital.

El cuestionario presenta dos puntos de corte en función del riesgo de caída:

<24: Sin riesgo; 25-50: Riesgo bajo; >50 Riesgo alto.

ITEMS	RESPUESTA	PUNTOS
1. Antecedentes de caídas recientes o en los 3 últimos meses	No	0
	Si	25
2. Diagnóstico secundario	No	0
	Si	15
3. Ayuda para la deambulación	Reposo en cama, ayuda de enfermera	0
	Muletas, bastón, andador	15
	Muebles	30
4. Catéteres IV/ Vía heparinizada	No	0
	Sí	20
5. Equilibrio/traslado	Normal, reposo en cama, inmóvil	0
	Débil	10
	Alterado	20
6. Estado Mental	Orientado según las posibilidades	0
	Olvida sus limitaciones	15

Fuente: Servicio Andaluz de Salud. Consejería de Salud. Junta de Andalucía. [Internet] Cuestionarios, test e índices de valoración enfermera en formato para uso clínico [actualizado 18 Nov 2016; [citado 17 Mar 2018]. Disponible en: http://www.juntadeandalucia.es/servicioandaluzdesalud/library/plantillas/externa.asp?pag=/c ontenidos/gestioncalidad/CuestEnf/PT4_RiesCaidasHospital.pdf

EDITOR: *Diego Molina Ruiz*

ANEXO 13. Tabla 9.
Tabla 9. Escala de Tinetti: Valoración del equilibrio y la marcha.

Equilibrio estático	Normal	Adaptada	Anormal
1. Equilibrio sentado	Estable	Silla con agarradero para mantenerse de pie	Inclinado resbala de la silla
2. Levantarse de una silla	Capaz de levantarse con un movimiento simple, sin apoyarse	Utiliza los brazos para levantarse o se mueve hacia delante con la silla antes de intentar levantarse	Intentos múltiples inútiles. Incapaz de levantarse sin ayuda de otra persona
3. Equilibrio inmediato después de haberse levantado (3-5′)	Capaz de levantarse, no se mueve ni se apoya	Estable pero utiliza ayuda para andar (bastón), u otro objeto para su apoyo	Algún signo de movimiento
4. Equilibrio en bipedestación	Estable, no se apoya	No puede mantener los pies juntos	Algún signo de movimiento o ayuda de objeto
5. Equilibrio en bipedestación con los ojos cerrados	Estable, no se apoya	Estable con los pies separados	Algún signo de movimiento o necesita ayuda de objeto
6. Equilibrio después de un giro de 360º	No se coge ni tambalea, sin necesidad de apoyo a un objeto. Estable de forma permanente	Pasos discontinuos (pone un pie completamente en el suelo antes de elevar el otro)	Algún signo de movimiento o necesidad de ayuda de un objeto
7. Resistencia a "empujón a esternón"	Estable	Se desplaza pero es capaz de mantener el equilibrio	Caería si el examinador no lo ayudase a mantener el equilibrio
8. Equilibrio después de la rotación de la cabeza	Capaz de rota la cabeza sin caerse, no se tambalea ni tiene dolor	Capacidad disminuida, pero sin signos de mareo, inestabilidad o dolor	Algún signo de movimiento o dolor cuando intenta rotar la cabeza
9. Equilibrio en posición unipodal (5′)	Capaz de estar estable sobre un pie durante ese periodo, sin apoyarse		Incapaz
10. Equilibrio en extensión de la	Buena extensión del cuello sin necesidad de	Disminuida al comparar con	Incapaz de extender, o no lo intenta

columna vertebral	apoyo, no actos tambaleos	pacientes de igual edad o necesita apoyarse	
11. Equilibrio con extensión de columna vertebral y elevación de los brazos, apoyándose en la punta de los pies	Capaz de efectuar el movimiento estable	Capaz de efectuar el movimiento pero necesita un punto de apoyo	Incapaz o bien se mueve
12. Equilibrio inclinado hacia delante (coger un objeto del suelo)	Es capaz de efectuar movimiento, coge objeto del suelo sin necesidad de ayuda	Capaz de efectuar el movimiento, coge objeto del suelo, con apoyo al levantarse	Incapaz de efectuar el movimiento o múltiples intentos
13. Equilibrio para sentarse	Capaz de hacer con un movimiento armónico	Necesita ayuda de los brazos, o movimiento no armónico	Cae en la silla y se equivoca en el cálculo de la distancia

Equilibrio durante la marcha	Normal	Anormal
1. Equilibrio al inicio de la marcha	Inicia inmediatamente la marcha, sin vacilar. El inicio es simple	Duda, vacila, intentos múltiples al inicio de la marcha. El inicio es simple
2. Altura del paso	No más de 5 cm de elevación	Arrastra los pies, o los pega totalmente en el suelo, o los levanta demasiado
3. Longitud del paso	Distancia de un pie entre el calcáneo de uno y los dedos del otro	Menor que lo descrito como anormal
4. Simetría del paso	El largo del paso es aproximadamente igual a cada lado, para la mayoría de los pasos	Variable a lo largo del paso o avanza con un solo pie
5. Continuidad de la marcha	Comienza a levantar el calcáneo de un pie cuando apoya el otro. Pasos simétricos	Apoya completamente un pie antes de levantar el otro. Interrumpe la marcha o el largo del paso varía
6. Desviación del trayecto	No se desvía de la línea imaginaria	Se desvía en una o más direcciones

7. Estabilidad del tronco	Tronco flexible, los brazos no están abiertos para intentar mantener el equilibrio	Tronco flexionado o bien los brazos abiertos
8. Postura durante la marcha	Adecuada	Marcha con los pies separados
9. Giro durante la marcha	No se tambalea, lo hace sin detener la marcha	Duda, se para antes del inicio o se tambalea para iniciar el giro haciéndolo de forma discontinua
PUNTUACIÓN		
Equilibro estático		
Equilibrio durante la marcha		
Total de anormalidades		

Fuente: Servicio Andaluz de Salud. Consejería de Salud. Junta de Andalucía. [Internet] Cuestionarios, test e índices de valoración enfermera en formato para uso clínico [actualizado 18 Nov 2016; [citado 17 Mar 2018]. Disponible en: http://www.juntadeandalucia.es/servicioandaluzdesalud/library/plantillas/externa.asp?pag=/c ontenidos/gestioncalidad/CuestEnf/PT4_EquilyMarcha.pdf

EDITOR: *Diego Molina Ruiz*

ANEXO 14. Figura 5

Figura 5. Posturas corporales.

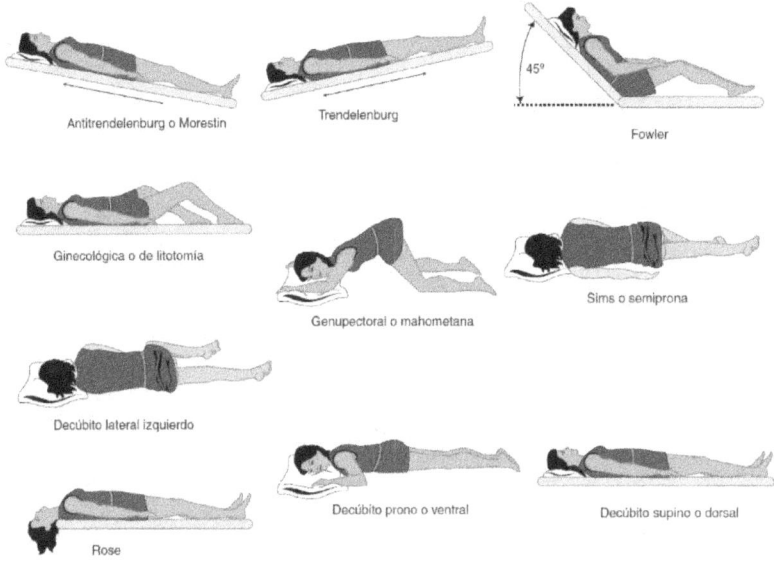

Fuente: Academia. [Internet] Sistema esquelético-muscular. Procedimientos relacionados. [Consultado 21 Mar 2018]. Disponible en: http://www.academia.edu/7965021/Sistema_esquel%C3%A9tico_- _muscular._Procedimientos_relacionados

EDITOR: *Diego Molina Ruiz*

ANEXO 15. Figura 6

Figura 6. Piel joven vs. Piel envejecida.

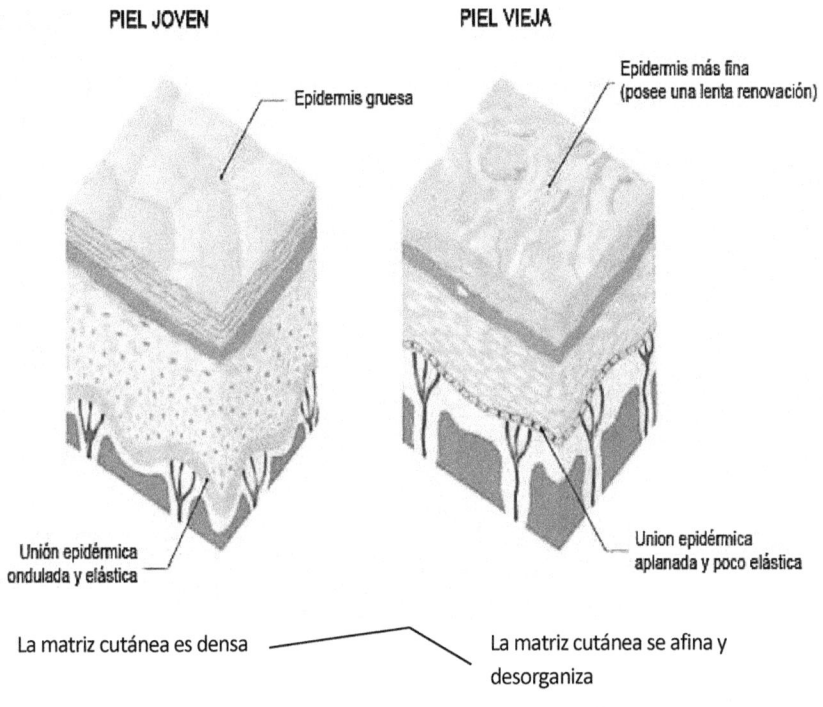

Fuente: Méndez Rejas F. [Internet]; Tratamientos estéticos, medicina estética, consejos sobre medicina estética. [Consultado el 26 de febrero de 2018]. Publicado el 6 de septiembre de 2016. Disponible en:

https://drafannymendez.wordpress.com/2016/09/06/cuidado-de-la-piel-y-signos-de-alarma-y-envejecimiento-prematuro/.

EDITOR: *Diego Molina Ruiz*

ANEXO 16. Tabla 10

Tabla 10. Principales factores de riesgo que disminuyen la tolerancia de los tejidos a las fuerzas mecánicas.

FACTORES INTRÍNSECOS	FACTORES EXTRÍNSECOS
Condición física: Inmovilidad	Perfumes, agentes de limpieza
Alteraciones de la eliminación (urinaria y/o fecal)	Humedad
Alteraciones respiratorias	Estancia
Diabetes	Superficie de apoyo
Edad	Sondaje: vesical, nasogástrico. Fijaciones, férulas
Malnutrición / deshidratación	Intervenciones quirúrgicas, con duración superior a tres horas, pueden provocar UPP.
Factores psicológicos	Fármacos (AINES, corticoides, inmunosupresores, Citotóxicos…)-
Trastornos sensoriales	Deterioro de la propia imagen del individuo en la enfermedad
Trastornos inmunológicos	La falta de educación sanitaria a los pacientes
Insuficiencia vasomotora	La falta de criterios unificados en la planificación de las curas por parte del equipo asistencial.
Insuficiencia cardiaca	La falta o mala utilización del material de prevención, tanto del básico como del complementario.
TA baja	Entorno socioeconómico
Vasoconstricción Periférica	
Alteraciones endoteliales	
Anemia	
Septicemia	
Trastornos neurológicos	

Fuente: Andréu Villanueva, P; Cuello Arazo, T; Fernández Mur, AC; et al. Guía de práctica clínica: prevención y tratamiento de las lesiones por presión. Zaragoza: Aceptada en Guía Salud con el número de identificación 446; 2013.

EDITOR: *Diego Molina Ruiz*

ANEXO 17. Tabla 11
Tabla 11. Escala de Norton modificada.
La clasificación de riesgo según la ENM sería:

Riesgo alto	5-11
Riesgo moderado	12-14
Riesgo mínimo	≥ 14

Estado físico	Estado mental	Actividad	Movilidad	Incontinencia
Bueno 4	Alerta 4	Ambulante 4	Total 4	Ninguna 4
Mediano 3	Apático 3	Camina con ayuda 3	Disminuida 3	Ocasional 3
Regular 2	Confuso 2	Sentado 2	Muy limitada 2	Urinaria o fecal 2
Muy malo 1	Estupor/coma 1	Encamado 1	Inmóvil 1	Urinaria-fecal 1

ESTADO FISICO

Bueno 4	Mediano 3	Regula 2	Muy malo *1*
4 comidas diarias	3 comidas diarias	2 comidas día	1 comida día
4 raciones proteínas	3 raciones proteínas	2 raciones proteínas	1 ración proteína
Menú 2000 Kcal.	Menú 1500 Kcal.	Menú 1000 Kcal.	Menú < 1000 Kcal.
Toma todo el menú	Toma más ½ del menú	Toma ½ del menú	Toma 1/3 del menú
Bebe 1500-2000 ml	Bebe 1000-1500 ml	Bebe 500-1000 ml	Bebe < 500 ML
Tª 36-37ºC	Tª 37-37,5ºC	Tª 37,5-38ºC	Tª < 35,5 o > 38
Mucosas húmedas	Relleno capilar lento	Piel seca escamosa	Edemas generalizados,
IMC 20-25	IMC>20<25	IMC = o >50	piel muy seca
NPT Y SNG.			IMC = o > 50

ESTADO MENTAL Valoración del nivel de conciencia y relación con el medio.

Alerta 4	Apático 3	Confuso 2	Estuporoso/coma *1*
"Diga su nombre, día lugar y hora"	Pasivo, torpe, órdenes Sencillas: "Deme la Mano"	Muy desorientado, Agresivo o somnoliento: "Pellizcar la piel, en busca de respuesta"	Valorar el reflejo corneal. Pupilar.

ACTIVIDAD Capacidad para realizar series de movimientos que tienen una finalidad.

Ambulante 4	Camina con ayuda 3	Sentado 2	Encamado *1*

157

Independiente Capaz de caminar sólo aunque se sirva de aparatos de un punto de apoyo (bastón) o lleve prótesis.	Capaz de caminar con **ayuda** de una persona o aparatos con más de un punto de apoyo (andador, muletas...)	Muy desorientado, Agresivo o somnoliento: "Pellizcar la piel, en busca de respuesta"	Dependiente total.

MOVILIDAD Capacidad de cambiar, mantener o sustentar posiciones corporales.

Total 4	Disminuida 3	Muy limitada 2	Inmóvil 1
Completamente autónomo.	Inicia movimientos voluntarios pero **requiere ayuda** para completar o mantenerlos.	Inicia movilizaciones con escasa frecuencia y **necesita ayuda** para realizar los movimientos.	Incapaz de cambiar de postura por sí mismo.

INCONTINENCIA Pérdida involuntaria de orina y/o heces.

Ninguna 4	Ocasional 3	Urinaria o fecal 2	Urinaria y fecal *1*
Control voluntario de esfínteres. Igual puntuación si es portador de sonda vesical o rectal.	Pérdida involuntaria de orina y heces, una o más veces al día.	Pérdida permanente del control de uno de los dos esfínteres. Igual puntuación si es portador de **colector peneano**	No control de ninguno de los dos esfínteres.

Una vez identificado el riesgo, se realizará un plan de cuidados individualizado.

Fuente: Andréu Villanueva, P; Cuello Arazo, T; Fernández Mur, AC; et al. Guía de práctica clínica: prevención y tratamiento de las lesiones por presión. Zaragoza: Aceptada en Guía Salud con el número de identificación 446; 2013.

ANEXO 18. Figura 7

Figura 7. Tipos de tejido del lecho de las UPP

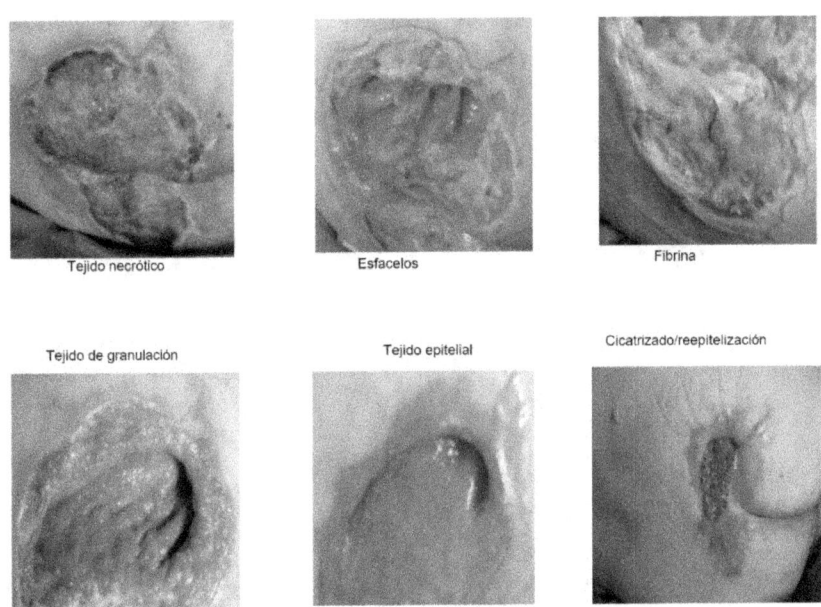

Fuente: Andréu Villanueva, P; Cuello Arazo, T; Fernández Mur, AC; et al. Guía de práctica clínica: prevención y tratamiento de las lesiones por presión. Zaragoza: Aceptada en Guía Salud con el número de identificación 446; 2013.

EDITOR: *Diego Molina Ruiz*

ANEXO 19. Tabla 12
Tabla 12. Escala PUSH.

Fecha:							Valor
Longitud x Anchura (cm)	**0** 0 **6** 3,1 - 4,0	**1** < 0,3 **7** 4,1 – 8,0	**2** 0,3 – 0,6 **8** 8,1 - 12	**3** 0,7 – 1 **9** 12,1 - 24	**4** 1,1 – 2 **10** > 24	**5** 2,1 - 3		
Cantidad de exudado	**0** Ninguno	**1** Ligero	**2** Moderado	**3** Abundante			
Tipo de tejido	**0** Cerrado	**1** Tejido epetelial	**2** Tejido de granulación	**3** Esfacelos	**4** Tejido necrótico		
						Puntuación total:	

Fuente: Doc. VII GNEAUPP (Grupo nacional para el estudio y asesoramiento en ulceras por presión y heridas crónicas). Instrumentos para la monitorización de la evolución de una úlcera por presión. Logroño 2003.

EDITOR: *Diego Molina Ruiz*

ANEXO 20. Tabla 13
Tabla 13. Desbridantes enzimáticos.

DESCRIPCIÓN:	PROPIEDADES:	INDICACIONES:
Formados por una o varias enzimas proteolíticas- colagenasa, fibrinolisina, estreptoquinasa...- que actúan junto con las enzimas endógenas degradando la fibrina, el colágeno desnaturalizado y la elastina. Su presentación es en polvo o crema.	Elimina el tejido necrótico, esfacelos y fibrina.	Desbridamiento enzimático de los tejidos necrosados en úlceras cutáneas.
	MODO DE EMPLEO:	CONTRAINDICACIONES:
	• Debe aplicarse en contacto con la herida, evitando su salida a la piel perilesional. • Precisa de un apósito secundario. • Cura diaria	Hipersensibilidad al producto.
RECOMENDACIONES: • La humedad aumenta su actividad enzimática. • En caso de escaras duras, cuadricularla con un bisturí facilitará la acción. • No asociar con alcohol, mercurio, yodo, sales de plata		

Fuente: Doc. VII GNEAUPP (Grupo nacional para el estudio y asesoramiento en ulceras por presión y heridas crónicas). Instrumentos para la monitorización de la evolución de una úlcera por presión. Logroño 2003.

163

EDITOR: *Diego Molina Ruiz*

ANEXO 21. Tabla 14.

Tabla 14. Limpieza y descontaminación.

DESCRIPCIÓN:	PROPIEDADES:
Solución para el lavado, descontaminación e hidratación de heridas: Agua Purificada, 0.1 % Undecilenamidopropil betaína y 0.1 % Polihexanida. Se presenta como solución de uso externo 350 ml C/10 uds. o 40 ml C/6 uds.	Posee una excelente capacidad de limpieza y descontaminación de la superficie tisular incluso en superficies de difícil acceso, como cavidades, grietas o heridas profundas. No produce dolor y los olores desagradables de la herida desaparecen rápidamente.

INDICACIONES:	CONTRAINDICACIONES
Para limpieza, irrigación más humedecimiento y descontaminación de: • Heridas agudas: laceraciones de la piel, mordeduras, cortes, rasguños y heridas post-operatorias. • Heridas crónicas: úlceras en pacientes encamados, úlceras en las piernas y ulceras en pacientes diabéticos. • Heridas térmicas o químicas: quemaduras de 1° y 2° grado, úlceras post-radiación. • Fístulas, abscesos y celulitis. Limpieza de la piel periostomal. Puntos de entrada de catéteres y drenajes. • Para la humidificación de vendajes y apósitos de heridas durante el cambio de los apósitos.	• Sensibilidad a alguno de sus componentes. • No debe utilizarse en el SNC, en el oído medio o interno, en los ojos o para irrigación intra-peritoneal. • No debe mezclarse con otros jabones limpiadores de heridas, pomadas, aceites etc.

MODO DE EMPLEO
• Para el lavado y limpieza de las heridas. • Impregnar gasas dejándolas en la herida 10 – 15 minutos. Utilizar tantas veces sea necesario para que todo tejido necrótico se pueda retirar fácilmente. • Se recomienda la limpieza extensa y de toda la parte de cuerpo adyacente a la herida, con objeto de minimizar el riesgo de diseminación de microorganismos en la herida. La solución debe utilizarse sin diluir.

Fuente: Doc. VII GNEAUPP (Grupo nacional para el estudio y asesoramiento en ulceras por presión y heridas crónicas). Instrumentos para la monitorización de la evolución de una úlcera por presión. Logroño 2003.

EDITOR: *Diego Molina Ruiz*

ANEXO 22. Tabla 15
Tabla 15. Plata.

PRESENTACIÓN: Plata en diferentes formas químicas.	PROPIEDADES:
• Apósito o malla de tela de carbón activado y plata. • Apósito de hidrofibra de hidrocoloide y plata. • Apósito de hidrocoloide y plata. • Apósito de plata nanocristalizada. • Pomada: sulfadiazina argéntica.	• Atendiendo a sus mecanismos de acción se pueden dividir: • Liberadores de plata: liberan gradual y sostenidamente la plata iónica durante un periodo de tiempo (minimizando la posibilidad de riesgo citotóxico sistémico). • No liberadores de plata, en los que el exudado es absorbido por el apósito (no hay riesgo citotóxico). • Son antibacterianos. • No crean resistencias. • No son tóxicos frente a los fibroblastos. • Acortan la fase inflamatoria favoreciendo la curación. • Disminuyen el olor.
INDICACIONES:	CONTRAINDICACIONES
• Lesiones colonizadas críticamente. • Lesiones infectadas.	• Hipersensibilidad al producto. • Pacientes sometidos a exploración con RMN.

MODO DE EMPLEO

- Antes de la aplicación debe retirarse el tejido seco necrótico mediante desbridamiento.
- El apósito debe de estar en contacto directo con la herida.
- Requieren apósito secundario.
- En caso de tenerse que humedecer el apósito, por no existir exudado, se realizara con suero fisiológico salvo en el caso de los apósitos de plata nanocristalizada en los que se usara agua destilada o ringer.
- La sulfadiazina argéntica en crema ha de aplicarse sobre la herida formando una capa de 2-3 mm de grosor.
- Se debe cambiar entre 1 – 4 días, según el exudado

- En combinación con el carbón activado son una acertada elección para heridas mal oliente.

Fuente: Doc. VII GNEAUPP (Grupo nacional para el estudio y asesoramiento en ulceras por presión y heridas crónicas). Instrumentos para la monitorización de la evolución de una úlcera por presión. Logroño 2003.

ANEXO 23. Tabla 16
Tabla 16. Productos para la cura húmeda.

POLIURETANO (en forma de película) Películas delgadas de copolimero elastomérico.

Apósitos en forma trasparentes y no trasparentes.

PROPIEDADES:
- Son oclusivos o semioclusivos (permeables a oxígeno y vapor de agua).
- Impermeables a líquidos por lo que mantienen la humedad.
- Actúan de barrera bacteriana.
- Mantienen la temperatura.
- Son biocompatibles.
- Son cómodos, flexibles y adaptables.
- No dejan residuos.
- Los transparentes permiten examinar fácilmente la herida.
- NO ABSORBEN EL EXUDADO por lo que en heridas exudativas su duración es escasa y se pueden mover y la colección de exudado no absorbido puede MACERAR la piel sana.
- Puede ser usado como un apósito de recubrimiento de otros tratamientos.
- Son adhesivos pero no lesionan la piel al retirarlos.
- No reduce el mal olor.
- No se puede usar bajo compresión.

INDICACIONES:
- Protección de zonas de riesgo de lesión (los transparentes permiten observar la zona y controlarla).
- Abrasiones.
- Quemaduras de 1º y 2º grado.
- Lesiones con TEJIDO DE EPITELIZACIÓN (en la tercera fase de la cicatrización) SIN EXUDADO.
- Protección de la piel frágil.
- Se pueden usar para planimetría.

CONTRAINDICACIONES:
- Hipersensibilidad al producto.
- En lesiones exudativas e infectadas.

ESPUMAS POLIMÉRICAS o "foam " (Hidropolimericos o Hidrocelulares) Estructura externa de película de poliuretano semipermeable + capa interna de espuma o gel de poliuretano (ESPUMA DE POLIURERANO). Estructura externa de película de poliuretano semipermeable + capa media hidrófila muy absorbente + capa interna acrílica no adherente (APÓSITOS HIDROPOLIMÉRICOS). Estructura externa de película de poliuretano semipermeable + Capa

---

absorbente hidrocelular + lamina de poliuretano microperforado (APÓSITO HIDROCELULAR).

Gel de poliuretano. Apósito.

PROPIEDADES:
- Son semioclusivos.
- Impermeables a líquidos por lo que mantienen la humedad.
- Barrera antimicrobiana.
- Pueden absorber un EXUDADO MODERADO pero no se descomponen en contacto con él (no forman gel) por lo que no dejan residuos ni producen mal olor.
- La absorción es selectiva.
- Son biocompatibles.
- Reducen el dolor.
- Cuando el apósito se satura, la colección de exudado no absorbida puede macerar la piel perilesional sana.
- Son adaptables y flexibles.
- Se retiran con facilidad sin alterar la piel del lecho de la úlcera.
- Son adherentes pero al retirarlos no lesionan la piel perilesional.

INDICACIONES:
- Como apósito primario en heridas con TEJIDO DE GRANULACIÓN Y/O EPITELIZACIÓN con EXUDADO MODERADO.
- Como apósito secundario.
- En lesiones con la piel perilesional alterada.
- No deben usarse junto a agentes oxidantes que contienen hipocloritos, peróxido de hidrogeno o éter.

CONTRAINDICACIONES
- En heridas sin exudado o necrosis seca.
- En lesiones de origen infeccioso.
- En caso de alergia a algún componente.
- En caso de afectación de huesos y tendones.
- Los oclusivos en heridas infectadas.

HIDROFIBRA DE HIDROCOLOIDE Producto tejido no tejido de CMC Na, que tiende a gelificarse una vez absorbido del exudado. Cinta. Lamina

PROPIEDADES:
- No adhesivo.
- Alta capacidad absorbente (se convierte en gel sólido cuando entra en contacto con el exudado).
- Proporciona un medio húmedo con riesgo de maceración mínimo, por la retención del exudado en el interior de las fibras.
- Las fibras se mantienen integras.
- Promueve el desbridamiento autolítico.
- Efecto hemostático.

- Efecto bloqueante para las bacterias.
- Compatible con otros apósitos.
- Puede usarse en heridas infectadas (Existen combinaciones con Ag).
- Evita el trauma de los tejidos frágiles de la herida.

INDICACIONES:
- Heridas con EXUDADO MODERADO a ABUNDANTE.
- En heridas tunelizadas o cavitadas.
- Facilita el desbridamiento autolítico.
- Tener precaución a la hora de retirar el apósito.

CONTRAINDICACIONES
- Sensibilidad al producto.
- Lesiones no exudativas.

HIDROGELES Son fundamentalmente agua (el 80%) más sistemas microcristalinos de polisacáridos y polímeros sintéticos muy absorbentes 44) óxido de polietileno, carboximetil celulosa sódica y alginatos.) En forma de gel amorfo: con alginato y CMC Na, con CLNa y goma xantica, con CMC Na+ propilenglicol, con CMC Na+ propilenglicol+pectina, con almidón+ glicerol+ propilenglicol, con glicerina+polimetacrilato, con poliacrilamida. En forma de placa: con polímeros de poliuretano cubierto de fiel, con poliacrilamida+ agar en placa. En forma de malla: CMC Na+propilenglicol sobre malla de tejido no tejido.

PROPIEDADES:
- Ayudan a mantener un grado óptimo de humedad en el lecho de la lesión de esta forma se ponen en marcha los mecanismos de autolisis naturales favoreciendo el desbridamiento y la limpieza de la herida.
- No son adherentes por lo que necesitan un apósito secundario.
- Proporcionan ellos mismos humedad.
- Reducen el dolor. Son confortables y producen sensación de frescor.
- No se pueden usar bajo compresión.
- Se retiran fácilmente.
- En forma de placa constituyen una barrera antimicrobiana y permiten observar la úlcera.

INDICACIONES:
- Lesiones con necrosis SECAS para que se pongan en marcha la autolisis natural favorecida por el aumento de humedad.
- Lesiones con esfacelos o fibrina SIN EXUDADO ya que favorece la fagocitosis, es decir, la limpieza de la herida.
- Lesiones con tejido de granulación SIN EXUDADO.
- Se pueden usar en heridas infectadas en estructura amorfa o en forma de malla.(5).
- En caso de existir trayectos fistulosos se amolda a sus formas (se aconseja rellenar 3/4 partes del trayecto).

- Pueden ser usados con seguridad cuando el hueso está expuesto en estructura amorfa o en forma de malla.
- La forma de cánula de algunos productos facilita su uso en cavidades y tunelizaciones.

CONTRAINDICACIONES
- Sensibilidad a alguno de sus componentes.
- La presentación en placa no puede utilizarse en heridas infectadas o con exposición de huesos o tendones.
- Lesiones altamente exudativas.

HIDROCOLOIDES Formados por una matriz hidrocoloide de gelatina, pectina o carboximetilcelulosa sódica (CMC Na) En muchos de los productos comercializados dicha matriz está combinada con elastómeros y sustancias adhesivas aplicadas sobre una superficie transportadora, habitualmente una lámina o espuma de poliuretano (oclusiva o semioclusiva), para formar un sistema absorbente, autoadhesivo e impermeable En forma de gránulos, de pasta, de apósito con película de poliuretano fina: de protección y baja absorción con reborde o sin él, de apósito con película de poliuretano gruesa: de media y alta absorción con reborde o sin él.

PROPIEDADES:
- El mecanismo de acción consiste en la absorción del exudado por parte de las partículas de hidrocoloide, que una vez mezcladas, sufren una licuación que produce la formación de un gel húmedo entre la úlcera y el apósito. El gel tiene un aspecto similar al pus con fuerte olor.
- Son impermeables a líquidos por lo que mantiene la humedad de forma que se estimula el proceso de autolisis.
- Son una barrera antimicrobiana.
- El gel tiene una gran capacidad de adherirse a superficies como hueso, tendón y músculo.
- Con su uso puede observarse un aumento del tamaño de la lesión a expensas de haberse destruido material necrótico que todavía estaba presente en ella, definiéndose más claramente los bordes .
- La biocompatibilidad con otros productos es relativa.
- Ejercen una acción de retención y ABSORCION LEVE del exudado.
- Deja abundantes residuos.
- El gel producido puede macerar la piel sana si se sale del lecho de la úlcera.
- Generalmente son autoadhesivos por lo que se amoldan bien. Pero la adhesividad es fuerte por lo que puede dañar la piel perilesional si esta es sensible o frágil.
- Son fáciles de aplicar y de retirar.

INDICACIONES:
- Se usan en úlceras en fase de proliferación (TEJIDO DE GRANULACIÓN) y de reconstrucción (TEJIDO DE EPITELIZACION) con EXUDADO LEVE a MODERADO.

- Son un buen apósito secundario en caso de producirse exudado bajo.
- Para proteger frente a la contaminación.
- Para protección de la piel en zonas de fricción y roce.
- La limpieza de la lesión debe realizarse con SF, no siendo necesario retirar los restos de gel, ya que contiene células vivas. El secado debe ser suave.
- Se debe advertir al paciente del olor especial del gel.
- Si se utilizan en forma de pasta no rellenar más del 50% de la cavidad.

CONTRAINDICACIONES
- En heridas con alta exudación.
- En heridas infectadas.
- En ulceras isquémicas.
- En heridas con afectación de músculo, tendones o huesos por su gran capacidad de adhesión.
- En heridas con piel perilesional deteriorada.
- En heridas o ulceras causadas por tuberculosis, sífilis o micosis.
- En quemaduras de tercer grado.

ALGINATOS Son apósitos de alginato cálcico, un polisacárido natural que se obtiene de algas marinas. Tras su aplicación en el lecho de la herida y ponerse en contacto con el exudado, se produce un intercambio de iones, el alginato cálcico se convierte parcialmente en alginato sódico para formar a continuación un gel coloidal que crea un ambiente húmedo y una temperatura adecuada condiciones idóneas para la cicatrización, ese gel absorbe hasta un 20% su peso. En placa: compuestos de alginato cálcico, compuestos de alginato cálcico y alginato sódico, asociación de alginado cálcico y CMC Na, alginato cálcico e iones Zn Y Mn, alginato cálcico en combinación con una placa de viscosa que aumenta su poder absorbente. En forma de cinta con las mismas variedades que la placa.

PROPIEDADES:
- No adherentes.
- No oclusivo.
- Presenta capacidad hemostática.
- No tóxico.
- No alergénico.
- Muy absorbente (20 veces su propio peso).
- Bacteriostático, se puede usar en lesiones infectadas.
- Se puede aplicar sobre pieles sensibles.
- Favorece el desbridamiento autolítico.
- Efecto hemostático.

INDICACIONES:
- En lesiones CON EXUDADO ALTO en cualquier fase de la cicatrización.
- Requiere apósito secundario.

CONTRAINDICACIONES
- En lesiones de bajo exudado o necrosis seca.
- Hipersensibilidad al producto.

Fuente: Doc. VII GNEAUPP (Grupo nacional para el estudio y asesoramiento en ulceras por presión y heridas crónicas). Instrumentos para la monitorización de la evolución de una úlcera por presión. Logroño 2003.

SOBRE EL EDITOR

DIEGO MOLINA RUIZ, Puertollano (Ciudad Real), 15 de Febrero de 1959.

Formación académica

Licenciado en Enfermería. Universidad Hogeschool Zeeland (Holanda) 2002. Especialista en Enfermería Médico-Quirúrgica. Master en Ciencias de la Enfermería. Universidad de Huelva. Diploma de Estudios Avanzados en Medicina Preventiva y Salud Pública, Universidad de Huelva.

Lugar de trabajo

Enfermero Comunitario UGC Gibraleón del Distrito Sanitario Condado Campiña.

Profesor asociado Departamento de Enfermería, Universidad de Huelva.

Experiencia previa

Autor y Editor de editorial especializada CC SS. Enfo Ediciones, FUDEN, Madrid.

Como docente ha impartido los Módulos 6 sobre Técnicas de Resonancia Magnética y 7 sobre Técnicas de asistencia en Exploraciones Ecográficas del Curso de Formación Profesional Ocupacional "Técnico en Radiodiagnóstico" con Expediente 98/2005/J/221 y Nº 21 – 15, de la Consejería de Empleo de la Junta de Andalucía, con un total de 250 horas docentes.

Desde 2006 desarrolla labor docente como profesor asociado en la Universidad de Huelva.

Experiencia investigadora

- **Líneas de investigación:** Salud Laboral, Atención Primaria, Preanalítica, Salud Mental.

- **Participación en proyectos de investigación**

  - Investigador colaborador en el proyecto FIS 12/ 1099.

  - En la actualidad participa en un proyecto de investigación en salud FIS.

- **Participación en proyectos editoriales**

  Más de 50 artículos publicados en revistas de enfermería y biomédicas, nacionales e internacionales. Más de 75 capítulos de libros y más de 80 libros como autor y editor.

Otros méritos

Miembro del Comité de Ética Asistencial de Huelva.
Revisor de la Revista ROL de Enfermería.
Coach en deshabituación tabáquica.

SOBRE LOS AUTORES

SANDRA OLIVERA DOMINGUEZ, Nerva (Huelva), 3 de Septiembre de 1993.

Formación académica.

Graduada Universitaria en Enfermería. Universidad de Huelva 2016.

Experto Universitario: Actuación de enfermería en Urgencias y Emergencias. Universidad a distancia de Madrid (Mayo 2017)

Experto Universitario: Gestión de seguridad del paciente de enfermería. Universidad de Cádiz (Mayo 2018)

Experiencia previa.

Monitora en Cruz Roja en el proyecto dirigido a la prevención de las Infecciones de Transmisión Sexual (No te la juegues).

Publicaciones.

Autora del libro 8 Guía de Cuidados a Ostomizados, de la colección *"Notas sobre el cuidado de Heridas".* (Libro impreso). Editado por Molina Moreno Editores. Con ISBN: 978-1548047733, en Primera Edición de Fecha de 6 de Junio de 2017.

Coautora del libro 1 Necesidad de Respiración, de la colección *"Notas sobre las 14 Necesidades de Virginia Henderson".* (Libro impreso). Editado por sapientiaEd. Con ISBN: 978-1974154807, en Primera Edición de Fecha de 27 de Julio de 2017.

Coautora del libro 3 Necesidad de Eliminación, de la colección *"Notas sobre las 14 Necesidades de Virginia Henderson".* (Libro impreso). Editado por sapientiaEd. Con ISBN: 978-1974274680, en Primera Edición de Fecha de 31 de Julio de 2017.

———.———

CRISTINA ABAD RAMOS, Huelva, 25 de Julio de 1970.

Formación académica

Graduada en Enfermería. Universidad de Huelva (2015).

Trabajo Fin de Grado, estudio exploratorio sobre "Conocimientos y actitudes del personal de enfermería respecto a los protocolos relacionados con la enfermedad producida por el virus del Ébola".

Máster en Metodología de la Investigación en Ciencias de la Salud, Universidad de Huelva,

Trabajo Fin de Máster, estudio cualitativo, "Calidad de vida de los adolescentes residentes en zonas urbanas marginales" (2016).

Lugar de trabajo

Celadora en Unidad de Cuidados Intensivos del Hospital Juan Ramón Jiménez de Huelva.

Publicaciones

Coautora del libro 13 Necesidad de Entretenimiento, de la colección *"Notas sobre las 14 Necesidades de Virginia Henderson".* (Libro impreso). Editado por sapientiaEd. Con ISBN: 978-1979888950, en Primera Edición de Fecha de 17 de Noviembre de 2017.

TÍTULOS DE LA COLECCIÓN
Notas sobre las 14 Necesidades de Virginia Henderson *(14 Libros)*

Libro 1: **RESPIRACIÓN.** *Necesidad de Respiración. Vol. 1*
Libro 2: **ALIMENTACIÓN.** *Necesidad de Alimentación. Vol. 2*
Libro 3: **ELIMINACIÓN.** *Necesidad de Eliminación. Vol. 3*
Libro 4: **MOVIMIENTO.** *Necesidad de Movimiento. Vol. 4*
Libro 5: **SUEÑO Y DESCANSO.** *Necesidad de Sueño y Descanso. Vol. 5*
Libro 6: **ARREGLO PERSONAL.** *Necesidad de Arreglo Personal. Vol. 6*
Libro 7: **TEMPERATURA.** *Necesidad de Temperatura. Vol. 7*
Libro 8: **HIGIENE.** *Necesidad de Higiene. Vol. 8*
Libro 9: **SEGURIDAD.** *Necesidad de Seguridad. Vol. 9*
Libro 10: **COMUNICACIÓN.** *Necesidad de Comunicación. Vol. 10*
Libro 11: **CREENCIAS.** *Necesidad de Creencias. Vol. 11*
Libro 12: **CRECIMIENTO PERSONAL.** *Necesidad de Crecimiento Personal. Vol. 12*
Libro 13: **ENTRETENIMIENTO.** *Necesidad de Entretenimiento. Vol. 13*
Libro 14: **APRENDIZAJE.** *Necesidad de Aprendizaje. Vol. 14*

EDITOR: *Diego Molina Ruiz*

Diego Molina Ruiz es ante todo un estudioso de los temas Socio-Sanitarios de actualidad. Autor y editor de diversos libros científico-técnicos relacionados con la salud y el medio ambiente.

En la actualidad trabaja para el Servicio Andaluz de Salud y como profesor de la Universidad de Huelva, donde participa como investigador de proyectos del Fondo de Investigaciones Sanitarias (FIS).

Nota del Editor:

Para poder atender cualquier consulta relacionada con el presente libro o bien con la colección a la que pertenece, quedo en todo momento a disposición de todos los lectores en la siguiente dirección de correo electrónico:

molina.moreno.editores@gmail.com

Edición impresa en papel y ebook disponible en:

www.amazon.com y www.amazon.es

EDITOR: *Diego Molina Ruiz*

Copyright © 2018 Diego Molina Ruiz (Editor)

Edita: sapientiaEd diegomolinaruiz@gmail.com

Coordinadora Editorial: Alba Flores Reyes

Diseño de portada: Diego Molina Ruiz

Imagen de portada: María López Zapata

Título del Libro: Necesidad de Movimiento

Libro número 4

Serie: Notas sobre las 14 Necesidades de Virginia Henderson

Primera edición: 15/06/2018

Nº de páginas: 194

Autora: Sandra Olivera Domínguez

Autora: Cristina Abad Ramos

ISBN-10: 1721299025
ISBN-13: 978-1721299027

Edición impresa en papel y ebook disponible en:
www.amazon.com y www.amazon.es